Olschewski
Progressive Muskelentspannung

Progressive Muskelentspannung

Streßbewältigung und Gesundheitsprävention
mit klassischen und neuen Übungen
nach Jacobson

Herausgegeben von Dr. paed. Wolfgang Knörzer
und Dr. med. Adalbert Olschewski

Von Dr. med. Adalbert Olschewski

3., überarbeitete und erweiterte Auflage

Karl F. Haug Verlag

Die Deutsche Bibliothek - CIP-Einheitsaufnahme

Olschewski, Adalbert:
Progressive Muskelentspannung: Stressbewältigung und Gesundheitsprävention mit klassischen und neuen Übungen nach Jacobson / von Adalbert Olschewski. Hrsg. von Wolfgang Knörzer und Adalbert Olschewski. – 3., überarb. und erw. Aufl. – Heidelberg: Haug, 1996
(Wege zur ganzheitlichen Gesundheit)

© 1996 Karl F. Haug Verlag in Medizinverlage Heidelberg GmbH & Co. KG

Alle Rechte, insbesondere die der Übersetzung in fremde Sprachen, vorbehalten. Kein Teil dieses Buches darf ohne schriftliche Genehmigung des Verlages in irgendeiner Form – durch Photokopie, Mikrofilm oder irgendein anderes Verfahren – reproduziert oder in eine von Maschinen, insbesondere von Datenverarbeitungsmaschinen, verwendbare Sprache übertragen oder übersetzt werden.
All rights reserved (including those of translation into foreign languages). No part of this book may be reproduced in any form – by photoprint, microfilm or any other means - nor transmitted or translated into a machine language without written permission from the publishers.

ISBN 3-8304-0874-9

Druck: Gulde-Druck GmbH, Tübingen

*Für meine Frau Nienke Sandra
und meine Töchter Sandra Tessa
und Amber Nina*

Inhalt

Vorwort 11

Vorwort zur dritten Auflage 17

Einführung 19

Zusammenfassung 23

Geschichtlichtes 27

TEIL I: THEORIE 29

1. Einsatzbereiche der PM 31
1.1 Indikationen 31
1.2 Kontraindikationen 32

2. Neurophysiologische Modellvorstellungen zur PM 33

3. Unterschiede der PM zum Autogenen Training 35

TEIL II: PRAXIS 39

1. Vorbereitung und äußere Bedingungen 41
1.1 Übungsraum 41
1.2 Übungshaltung 41
1.3 Übungskleidung 41
1.4 Voraussetzungen beim Übenden 42

2. Hinweise für den Übungsleiter 43
2.1 Zur Vorbereitung 43

2.2	Vorgehen während der Übung	43
2.3	Zur Nachbereitung	47
2.4	Umgang mit Schwierigkeiten	48
3.	**Vorinformation für den Übenden**	**55**
4.	**Übungsanleitungen**	**59**
4.1	Die Vorübung	59
4.2	Das klassische Verfahren nach Jacobson	60
4.3	Die Isometrikübungen nach Jacobson	63
4.4	Das aktualisierte Verfahren	65
4.5	Modifikationen des Verfahrens für Fortgeschrittene	69
4.5.1	PM mit sieben Muskelgruppen (im Sitzen)	70
4.5.2	PM mit vier Muskelgruppen (im Sitzen)	71
4.5.3	PM mit allen Muskelgruppen gleichzeitig	72
4.5.4	Vergegenwärtigungsverfahren	73
4.5.5	Zählverfahren	74
4.6	PM-Übungsabläufe für bestimmte Alltagssituationen	74
4.6.1	PM im Verkehrsstau	75
4.6.2	PM bei Streß am Schreibtisch	78
4.6.3	PM in Sitzungen und Konferenzen	81
4.7	Neueste Entwicklungen	83
4.7.1	Unterbauch- und Beckenentspannung im Liegen (PM-Atemvertiefung)	86
4.7.2	Vom Fuß bis zum Gesicht – angenehmer Ort	88
4.7.3	Körperreise mit allen Sinnen – angenehmes Erlebnis	91
4.7.4	Atmung, Körpergefühle, innere Wahrnehmung	93

4.7.5	Momente der besonderen inneren Fähigkeiten und Kräfte	96
4.7.6	Körperreise „Ort der Entspannung und der Kraft"	99
4.7.7	Die Spectrum-Übung	104
4.7.8	Phantasiereise Insel	108
4.7.8.1	Die modernen Varianten der Progressiven Muskelentspannung	111
	• Der innere Berater	112
4.7.8.2	PM und Meditation	115
4.7.9	Passive Muskelentspannung, das IPEG-Verfahren im Wasser	115

5. Weiterentwicklungen des klassischen Verfahrens 121

6. PM in der Gesundheitsbildung 123

7. Konzeption eines Gruppenkurses in PM 125

8. PM-Einzelarbeit 129

9. Körperliche Auswirkungen der PM 131

10. Ergebnisse und Ausblick 132

11. Anhang Arbeitsblätter 134

12. Zum IPEG-Instrumentarium 141

Literatur 142

Vita 143

Vorwort

Die Forschung und Lehre unserer medizinischen Fakultäten ist in weiten Teilen wissenschaftstheoretisch gesehen immer noch dem Denken und den Paradigmen der Naturwissenschaften des 18. und des frühen 19. Jhs. verbunden. Der in den klassischen Naturwissenschaften wie z.b. Physik und Mathematik durchgemachte Paradigmenwandel, der sich in den Erkenntnissen von Einstein, Bohr, Hahn, Heisenberg und anderen zeigt, hat sich in der theoretischen und klinischen Medizin bis heute noch nicht vollzogen.

So mag es auch nicht verwundern, daß die alte naturwissenschaftliche Definition von Gesundheit als Abwesenheit von Krankheit bis heute dem medizinisch universitären Denken implizit zugrunde gelegt ist. Aus B. Naunyns Formulierung, „die Medizin wird eine Naturwissenschaft sein oder sie wird nicht sein", geht das krampfhafte Anklammern an die linearen Gegebenheiten der alten Naturwissenschaftstraditionen hervor.

Dieses alte Paradigma beinhaltet einerseits den Glauben an die unbedingte Machbarkeit der Dinge durch maximalen Einsatz von Technik und naturwissenschaftlicher Forschung. Andererseits herrscht jedoch gleichzeitig unbewußt die Vorstellung von Krankheit als etwas Schicksalhaftem, das der einzelne nicht beeinflussen kann, wofür er aber auch nicht Sorge tragen und Verantwortung übernehmen muß.

Die 1946 von der WHO veröffentlichte ganzheitlich angelegte Definition der Gesundheit als „Zustand vollständigen körperlichen, geistigen und sozialen Wohlbefindens und nicht nur als Abwesenheit von Krankheit und Gebrechen", wurde wohl im Zusammenhang mit dem alten Denken, sicherlich aber auch wegen der bei konkreter Umsetzung befürchteten Steigerung der Sozialversicherungskosten eher mißtrauisch zurückgewiesen.

Man übersah, daß diese ganzheitlich angelegte, positiv auf die Gesundheit hin bezogene Definition der WHO, im Gegensatz zum überkommenen krankheitsbezogenen Gesundheitsbegriff, grundsätzlich auch die Idee einer eigenen Möglichkeit zur Mitwirkung und somit auch Verantwortlichkeit des einzelnen für seine Gesundheit beinhaltet. In der von der WHO 1986 herausgegebenen Ottawa-Charta für Gesundheitsförderung wird dieser Gedanke weitergedacht: „Gesundheit ist ein positives Konzept, das sowohl soziale und individuelle

Bedingungen als auch körperliche Gesundheit zur Voraussetzung hat. Aus diesem Grund liegt die Förderung der Gesundheit nicht allein in der Zuständigkeit des Gesundheitswesens, sondern führt über eine gesunde Lebensführung hinaus zum allgemeinen Wohlbefinden."

Auf dieses Gedankengut bezieht sich der jetzt erstmals in unserer deutschen Gesundheitsgesetzgebung (SGB V) verankerte Auftrag an die Sozialversicherungsträger zur Gesundheitsprophylaxe. Seit dieser Gesetzesnovelle ist jetzt zunehmend ein Umdenken im Bereich des gesamten Gesundheitswesens zu beobachten.

Eine Krankenkasse nennt sich Gesundheitskasse und ist auch intensiv bemüht, diesen Begriff inhaltlich mit Leben zu füllen.

In mehreren Städten wurden Gesundheitszentren gegründet. Seit Inkrafttreten der neuen Gesundheitsgesetze haben sich Ärzte und Krankenkassen an vielen Orten in Form von Gesundheitsvorträgen, die für die Allgemeinheit zugänglich sind, für die Gesundheitsbildung engagiert.

Viele Ärzte bemühen sich verstärkt um zusätzliche Qualifikationen im Bereich der Gesundheitsvorsorge und halten in der eigenen Praxis, in Volkshochschulen oder in Grundschulen Vorträge und führen Kurse zu Gesundheitsthemen durch.

Fortbildungsveranstaltungen zum Thema Gesundheitsvorsorge fanden bei Ärzten und anderen im Gesundheitswesen Tätigen zunehmend Interesse.

Ein Modellstudiengang zur Gesundheitspädagogik wurde in Baden-Württemberg erstmals 1990 in Zusammenarbeit zwischen PH, VHS Heidelberg und dem IPEG-Institut Heidelberg durchgeführt.

Im Rahmen der Bemühungen um eine allgemeine Gesundheitsförderung ergibt sich folgende zentrale Problemstellung:

Bei Menschen aus unserem westlichen Kulturkreis besteht in der Regel eine Diskrepanz zwischen theoretisch bekanntem Wissen um Gesundheit und tatsächlich praktiziertem, gesundheitsbeeinträchtigendem Verhalten.

Dem weitverbreiteten Prozeß der alltäglichen Entpersönlichung durch Fremdbestimmtheit, Termindruck, Reizüberflutung bei gleichzeitig zunehmender sozialer Isolation muß entgegengearbeitet werden, bevor es zur Beeinträchtigung der Gesundheit und Leistungsfähigkeit kommt.

Veranstaltungen zur Gesundheitsprophylaxe wurden bisher meist in Vortragsform durchgeführt und zielten auf die Vermittlung von Sachinformationen. Wie Krasemann u.a. beschrieben haben, ergab sich durch diese Veranstaltungen keine meßbare Änderung der gesundheitsschädigenden Verhaltensgewohnheiten (Streß, Essen, Genußmittel usw.) bei den untersuchten Kollektiven.

Gesundheitsbildung sollte konstruktiv in Richtung auf eine gesündere Lebensführung angelegt sein und muß deshalb einen tiefgreifenden Erfahrungsprozeß beinhalten.

Jeder Mensch sollte in der Gesundheitsbildung die Möglichkeit zur Selbstentfaltung und zur Erweiterung des eigenen Handlungsspektrums erhalten.

In diesem Zusammenhang ist eine Steigerung der Sensibilität für sich selbst sowie für das persönliche und berufliche Umfeld wichtig. Gesundheitsbezogenes Wissen sollte nicht nur als Information erlernt werden, sondern in die Persönlichkeit des Menschen als Erfahrung integriert werden, um so auf Dauer eine Verhaltensänderung zu ermöglichen.

Gesundheitsbildungsveranstaltungen sollten für die Teilnehmer „mit Lustgewinn" verbunden sein, wie es in der Gründungserklärung der Deutschen Gesellschaft für Prävention in der Kardiologie (10/91) heißt. Sachinformationen sollten nach Konzepten der Suggestopädie und des neuen Lernens in lebendiger Weise vermittelt werden, ohne die Zuhörer zu langweilen oder zu ermüden.

Insgesamt geht es um die Sichtbarmachung und Förderung der „jedem Menschen innewohnenden Selbstheilungs- und Selbstregulierungskräfte", wie es Robert Ornstein ausdrückt. Körperliche Entspannung und das anschließende Finden der „rechten Spannung" soll als Katalysator des eigenen Wesens- und Werdensprozesses dienen und dazu verhelfen, die Behinderung durch alleiniges Bestimmtsein des eigenen Handelns und Erlebens aus dem analytisch-kritischen Selbst aufzuheben (Prof. Karlfried Graf Dürckheim).

Es soll nicht nur momentane Entspannung und Streßbewältigung in belastenden Momenten stattfinden, sondern persönliche Weiterentwicklung hin zu einer entspannten und gelassenen Grundhaltung.

Hierbei können auch Bewußtseinszustände der inneren Stille und Versenkung zugänglich werden, die sonst bisher nur durch religiöse Versenkung oder lange Einübung östlicher Meditationspraktiken zu erreichen waren und deshalb in unserer Kultur „vergessen" wurden.

Die bisherigen Bemühungen um die Gesundheitsvorsorge beschränkten sich vorwiegend auf Absichtserklärungen und Empfehlungen.

Gerade deswegen sind jetzt praxistaugliche, wissenschaftlich untersuchte Konzepte zur Gesundheitsprophylaxe gefordert.

„Wege zur ganzheitlichen Gesundheit" ist als praxisbezogene Buchreihe in Taschenbuchform angelegt und soll konkret umsetzbare Handlungskonzepte zur Gesundheitsprophylaxe vermitteln.

Dieser Buchreihe geht die Arbeit eines interdisziplinären Arbeitskreises von Pädagogen, Psychologen, Ärzten, Sporttherapeuten und in anderen medizinischen Berufen Tätigen voraus, die im Rahmen des Vereins für Humanistische Psychologie in Heidelberg, im IPEG-Institut, in der Pädagogischen Hochschule und in der Universität Heidelberg in den letzten 14 Jahren in verschiedener Weise zusammengearbeitet und verschiedene Übungs- und Behandlungsprogramme im Bereich Gesundheitsvorsorge erstellt, weiterentwickelt sowie wissenschaftlich beobachtet haben. Das IPEG-Instrumentarium zur Gesundheitsprophylaxe wird seit zwei Jahren in der Elztal-Klinik auch im klinischen Bereich erfolgreich eingesetzt.

Inhaltlich sollen unterschiedliche, für einen ganzheitlichen Zugang zur Gesundheitsprophylaxe geeignete Ansätze und Konzepte dargestellt werden, die teilweise auf klassischen westlichen Methoden beruhen, teilweise aus östlichen Medizintraditionen und dem Gedankengut der humanistischen Psychologie übernommen und adaptiert wurden. Die konkrete Umsetzung der dargestellten Methoden in die Praxis soll in dieser Buchreihe insgesamt im Vordergrund stehen.

Zusätzlich zur Darstellung der ursprünglichen Methoden und der neuesten Weiterentwicklungen in der Praxis soll ergänzend auch das relevante theoretische Hintergrundwissen und gegebenenfalls auch ein vertieftes Verständnis der Methode aus heutiger Sicht dargestellt werden. Alle Bücher der Reihe sollen ähnlich aufgebaut sein. Insbesondere soll eine klare Trennung zwischen Praxis- und Theorieteil erkennbar werden. Hinweise auf weiterführende Literatur für den Übenden und Übungsleiter sollen, wo nötig, die nach Möglichkeit knapp und prägnant gehaltenen Texte ergänzen.

Zusammen mit den Autoren dieser Reihe hoffe ich auf weite Verbreitung der Buchreihe „Wege zur ganzheitlichen Gesundheit", der beschriebenen Methoden und des Gedankengutes sowie auf rege Rückmeldungen und Diskussionsbeiträge von seiten der Leser.

Oberprechtal, im Frühjahr 1992   Dr. med. Adalbert Olschewski

Vorwort zur dritten Auflage

Erfreulicherweise waren die beiden ersten Auflagen dieses Buches über die Progressive Muskelentspannung bereits nach kurzer Zeit vergriffen. Wie ich aus der großen Resonanz von seiten der Leser und auch der Teilnehmer an meinen PM-Kursen und der regen Diskussion meiner Kongreßbeiträge zu diesen Dingen entnehme, sind die Themenbereiche Entspannung/Streßbewältigung und Gesundheitsbildung in unserer Zeit sehr wichtig.

Nachdem ich in verschiedenen Zeitschriften wie *Signal, Mit Rheuma leben, Herz und Gesundheit* und *UGB-Forum* neue Varianten des klassischen Progressiven Muskelentspannungstrainings nach Jacobson veröffentlichen durfte, haben mich verschiedene Leser dazu ermutigt, in der zweiten Auflage weiter auf diese Dinge einzugehen und noch zusätzliche Beispiele zu geben. Hintergrund der neuen Übungen ist die theoretische Beschäftigung mit Entspannungsverfahren im allgemeinen. Zusammen mit Wolfgang Knörzer und Martin Schley habe ich 1992 in dem Buch *Körpererfahrung im Sport* (Treutlein/Funke/Sperle) über die verschiedenen Hauptentspannungszugänge bei den unterschiedlichen Entspannungsverfahren berichtet und dabei auch konkrete Beispiele aufgeführt. Hintergrund dieser Arbeiten ist die gemeinsame wissenschaftliche Tätigkeit im IPEG-Institut und insbesondere die Beschäftigung mit neuen psychotherapeutischen Entwicklungen aus der Humanistischen Psychologie. Das Gedankengut des sogenannten Neurolinguistischen Programmierens und auch neue körperpsychotherapeutische Ansätze haben bei der Entwicklung der neuen Entspannungsübungen Pate gestanden. Ich habe diese Übungen schon seit längerer Zeit im klinischen Alltag sowie auch im Rahmen eines großen Modellprojektes zur Gesundheitsvorsorge im Landkreis Emmendingen erfolgreich einsetzen können.

Nachdem ich gerade auf die neuen Übungsanleitungen ein insgesamt überraschendes positives Echo bekommen habe, möchte ich nun in der dritten Auflage dieses Buches weitere konkrete Beispiele aus diesem Bereich aufzeigen. Zusätzlich werde ich einen schematischen Gesamtüberblick über die neuen Übungsvarianten geben, aus dem sich ergibt, daß es fließende Übergänge zwischen einer Entspannungsmethode aus der sogenannten kleinen Psychotherapie wie der Progressiven Muskelentspannung und der problembezogenen großen Psychotherapie gibt. In diese Richtung gehen auch Arbeiten von Gröninger und Stade, mit denen ich im Lehrkollegium für Psychotherapeutische Medizin in München zusammenarbeite. Ich hoffe nach wie vor auf regen Austausch mit den Lesern.

Zusammen mit Wolfgang Knörzer, dem Mitherausgeber der Buchreihe *Wege zur ganzheitlichen Gesundheit* wünsche ich auch dieser dritten Auflage eine so gute Akzeptanz und Verbreitung wie den ersten und wünsche allen, die mit diesem Buch arbeiten, eine Fülle von positiven Erfahrungen mit der Entspannung/Streßbewältigung und Verbesserung oder Festigung der eigenen Gesundheit.

Heidelberg, im Frühjahr 1996   Dr. Adalbert Olschewski

Einführung

Wir alle sind in unserer Lebensweise heutzutage von Reizüberflutung, Termindruck, andauerndem innerlichen Angespanntsein bei gleichzeitig weitverbreiteter sozialer Isolation und dem Gefühl der allgemeinen und emotionalen Überlastung im privaten und beruflichen Bereich bestimmt. Neben einer gezielten psychotherapeutischen Aufarbeitung, die in manchen Bereichen sinnvoll sein kann, sind heutzutage insbesondere Entspannungsverfahren wichtig, die es dem einzelnen ermöglichen, mit den Stressoren im persönlichen Umfeld besser umzugehen und die insgesamt bestehende emotionale und auch körperliche Daueranspannung abzubauen.

Die Progressive Muskelentspannung nach Jacobson ist eine leicht erlernbare, sehr effektive und universell einsetzbare Entspannungsmethode, die auch für Menschen geeignet ist, die mit anderen Methoden nicht zurechtkommen.

In diesem Buch sollen die klassische Form sowie neue Entwicklungen und auch spezielle, auf bestimmte Alltagssituationen abgestimmte Varianten der Progressiven Muskelentspannung eingehend dargestellt werden. Die Übungsanleitungen sind als wichtiger Teil des Buches vom Schriftbild her besonders hervorgehoben. Interessante zusätzliche Informationen und Hinweise zum Entspannungsverfahren selbst sowie zusätzliche Informationen für Gruppenleiter können bei Bedarf gezielt nachgeschlagen werden.

Dieses Buch soll mehrere Funktionen erfüllen. Es soll als *Selbsthilfebuch* die Übungsanleitungen in schnell zugänglicher Form sowohl in ausführlicher Darstellung als auch in Form von Arbeitsblättern stichwortartig enthalten. Wichtige Hintergrundinformation soll im Unterschied zu üblichen Selbsthilfebüchern bei Bedarf verfügbar sein, ohne daß sich der Leser jedoch durch den oftmals ermüdenden Theorieteil „hindurchlesen" muß, bis er mit der Praxis der Progressiven Muskelentspannung beginnen kann.

Nach unseren eigenen Erfahrungen (Olschewski/Knörzer) ist ein „Selbststudium" nach schriftlichen Anleitungen möglich und auch in vergleichbarer Weise effektiv in Richtung auf eine Verbesserung bzw. Stabilisierung des allgemeinen Gesundheitszustandes und der Fähigkeit der Übungsteilnehmer zur Streßbewältigung.

Gleichzeitig soll dieses Buch als *Nachschlagewerk* für Therapeuten und im Bereich der Gesundheitsbildung tätige Übungsleiter dienen, die sowohl *theoretische Hintergrundinformation* zur Methode der Progressiven Muskelentspannung, zur Weiterentwicklung des klassischen Verfahrens und zu Unterschieden gegenüber anderen Verfahren suchen, als auch Hinweise über den Stellenwert und die Einsatzmöglichkeiten im Rahmen der modernen Gesundheitsprophylaxe erhalten möchten.

Die für die Praxis wichtigen Informationen, wie Hinweise zur Vorbereitung, zur Durchführung und Nachbereitung der verschiedenen Übungen und zum Umgang mit Problemen innerhalb einer Übungsgruppe bzw. bei einzelnen Übungsteilnehmern, werden vor den eigentlichen Übungsanleitungen aufgeführt.

Ein beispielhafter Einführungstext zum Verfahren der Progressiven Muskelentspannung, der so oder in ähnlicher Weise in der ersten Sitzung eines Gruppenkurses verwendet werden kann, wurde den Übungsanleitungen unmittelbar vorangestellt.

Dieser Text kann Interessenten für eine Entspannungsgruppe zur Einführung auch schriftlich mitgegeben werden.

Ein Beispiel zu den möglichen zeitlichen Strukturen eines Gruppenkurses und eine inhaltliche Konzeption, wie wir sie selbst verwenden, wird im Schlußteil des Buches dargestellt.

Die hier dargestellte Konzeption kann als Ausgangspunkt für eigene Modifikationen bzw. situationsbezogene Weiterentwicklungen dienen.

Wenn Sie die Jacobsonsche Methode zur Heilung oder Linderung einer Krankheit verwenden wollen, sollten Sie zuvor einen Arzt aufsuchen, um gegebenenfalls eine medizinische Abklärung und Beratung zu erhalten.

Ebenso sollte auch immer abgeklärt werden, ob eine Kontraindikation vorliegt, also ein Umstand, aus dem sich die Durchführung der Progressiven Muskelentspannung verbietet (siehe 2.2), wie dies bei manchen Erkrankungen der Fall ist.

Menschen, die unter chronischen Krankheiten leiden, können durch das Progressive Muskelentspannungsverfahren lernen, die oftmals mit der Erkrankung verbundene innere Anspannung und die daraus folgende körperliche Anspannung abzubauen.

Wenn Sie als Gesunder einfach nur etwas Entspannung vom üblichen Alltagsstreß suchen, lesen Sie sich vielleicht als erstes die Übungsanleitungen durch. Probieren Sie verschiedene Übungen aus und modifizieren Sie die Übungen vielleicht auch ein wenig, bis Sie die für Sie beste Form gefunden haben. Wenn Sie möchten, können Sie einen für Sie geeigneten Übungstext auf eine Kassette sprechen und sich die Kassette beim Üben vorspielen. Ein alleiniges Üben mit einer Kassette, die ein anderer für Sie besprochen hat, ist zwar möglich, jedoch nach unserer Erfahrung weniger effektiv, als wenn Sie sich zuvor, z.B. mit Hilfe des Buches oder indem Sie einen Einführungskurs besuchen, eingehend mit der Methode beschäftigen.

Sollten Sie anschließend zu bestimmten Punkten Fragen haben, können Sie die zugehörigen Kapitel auch selektiv für sich lesen, ohne daß Informationen aus dem Gesamtzusammenhang vorausgesetzt werden. In jedem einzelnen Kapitel soll ein bestimmter Aspekt der Progressiven Muskelentspannung jeweils vollständig abgehandelt werden. Kleine Textüberschneidungen wurden dafür bewußt in Kauf genommen.

Wir wünschen diesem Buch eine große Verbreitung und hoffen, eine für Fachkreise erschöpfende und für den Laien verständliche Form der Darstellung von Theorie und Praxis der Progressiven Muskelentspannung gefunden zu haben.

Zusammenfassung

Die Progressive Muskelentspannung nach Jacobson ist ein modernes Entspannungsverfahren, das von allen Menschen leicht und in kurzer Zeit, entweder nach einer schriftlichen Anleitung oder mit Hilfe und durch Anweisungen eines darin Erfahrenen, erlernt werden kann. Mit Hilfe der Progressiven Muskelentspannung können auch Menschen **in kurzer Zeit tiefe und wohltuende Entspannungszustände erreichen,** die mit anderen Entspannungsverfahren, wie dem Autogenen Training, Atementspannungsverfahren und Methoden aus dem Bereich der Meditation, die ja auch zur Entspannung führen sollen, nicht gut zurechtkommen.

Bei der Progressiven Muskelentspannung (PM) nach Jacobson werden sechzehn verschiedene Muskelgruppen des Körpers jeweils einzeln für sich einige Sekunden lang intensiv angespannt und anschließend sofort entspannt. Es folgt eine Ruhe- und Entspannungsphase und danach die Anspannung der nächsten Muskelgruppe. Es geht bei dieser Methode darum, den Gegensatz zwischen Anspannung und Entspannung zu erspüren und dadurch einen tiefen Entspannungszustand zu erreichen. Folgende Reihenfolge hat sich im „klassischen" Jacobson-Verfahren bewährt:

1. rechte Hand und Unterarm; 2. rechter Oberarm; 3. linke Hand und Unterarm; 4. linker Oberarm; 5. obere Stirnpartie; 6. Augen, Nase und Wangen; 7. Mund, Zunge und Hals; 8. Schulter-Nacken-Feld; 9. Schultergürtel und Brustmuskeln; 10. Bauch- und Rückenmuskeln; 11. rechter Oberschenkel; 12. rechte Wade; 13. rechter Fuß und Zehen; 14. linker Oberschenkel; 15. linke Wade; 16. linker Fuß und Zehen. Es hat sich bewährt, zusätzlich zu diesen Muskelgruppen die Gesäß- und Beckenbodenmuskulatur hinzuzunehmen. Die Übung mit dieser Muskelgruppe sollte zwischen der 10. und 11. Gruppe eingefügt werden.

Bei neueren Varianten des Verfahrens wurde die Reihenfolge, in der die verschiedenen Muskelgruppen angespannt werden, abgeändert. Jacobson selbst hat bei dem von ihm aus der ursprünglichen Form abgeleiteten Progressiven Muskelentspannungsverfahren für Fortgeschrittene die obengenannten Muskelgruppen zu sieben und später zu vier Muskelgruppen zusammengefaßt. Das später entwickelte Vergegenwärtigungsverfahren, das vor allem für in der PM Fortgeschrittene/Erfahrene geeignet ist, ermöglicht die Entspannung einer bestimmten Muskelgruppe ohne vorherige muskuläre Anspannungsphase. Es wird lediglich mit bewußter Wahrnehmung einer bestimmten Muskelgruppe und der Vorstellung von Entspannung gearbeitet.

Die neueren Verfahren arbeiten im Vergleich zum „klassischen" Jacobson-Verfahren teilweise mit völlig anderer Zusammensetzung der gleichzeitig kontrahierten Muskelgruppen.

Die Progressive Muskelentspannung (PM) nach Jacobson wurde ursprünglich in entspannter Sitzhaltung durchgeführt. Bei einigen neuen, nachfolgend dargestellten Varianten der Methode wird zur Intensivierung des Entspannungsprozesses im Liegen geübt.

Die körperlichen Effekte sind zum einen Entspannung, zum anderen Vitalisierung.

Auf der geistig-seelischen Seite wird eine Harmonisierung und Stabilisierung sowie eine „Resonanzdämpfung überschießender Affekte", also ein Zustand der inneren Gelassenheit und Ausgeglichenheit, angestrebt. Zusätzlich soll auch im psychischen Bereich eine allgemeine Vitalisierung und eine Steigerung des psychischen Energieniveaus durch die Progressive Muskelentspannung erreicht werden.

Neben der Darstellung des klassischen Verfahrens nach Jacobson werden im vorliegenden Text auch die Übungsanweisungen für mehrere neue Varianten der Progressiven Muskelentspannung sowie einige in bestimmten Alltagssituationen anwendbare Übungsabläufe beschrieben, die in einer Arbeitsgruppe des Vereins für Humanistische Psychologie in Heidelberg entwickelt wurden und als Bestandteil von Gesundheitsprophylaxe-Trainingsprogrammen eingesetzt werden. Neueste Entwicklungen des PM-Verfahrens, die auf Arbeiten von Knörzer, Olschewski und Schley zurückgehen, enthalten zusätzlich zu den Muskelentspannungsübungen Anweisungen zum bewußten Atmen sowie zu mentalen Vorstellungen, die der Übende sich innerlich vergegenwärtigen soll. Hier sind Entwicklungen aus dem Bereich der Humanistischen Psychologie, insbesondere des sog. Neurolinguistischen Programmierens, und verschiedener Atem- und Körperpsychotherapierichtungen berücksichtigt.

Diese neuen Verfahren sollen eine weiter vertiefte Körperwahrnehmung ermöglichen und es dem Übenden erleichtern, sich noch intensiver als beim bisherigen Verfahren auf den Entspannungsprozeß einzulassen. Durch das Ansprechen der verschiedenen möglichen Zugänge zur Entspannung (körperzentriert, auf die Atmung bezogen, mental) können auch Übungsteilnehmer erreicht werden, die durch ihre psychische Sozialisation oder durch das Erlernen eines bestimmten anderen Entspannungsverfahrens üblicherweise einen anderen Entspannungszugang gewohnt sind.

Einer kurzen Einführung zur Geschichte und zum theoretischen Hintergrund sowie zu Indikationen und Kontraindikationen der Progressiven Muskelentspannung folgen Hinweise für Übungsleiter zur Vor- und Nachbereitung der einzelnen Sitzungen sowie auch Anmerkungen zu häufig auftretenden Problemen und Fragen der Übungsteilnehmer ebenso wie Lösungsstrategien bei auftretenden Störungen bzw. Problemen.

Später werden zunächst die klassischen Verfahren und anschließend die neuen Übungsvarianten dargestellt. Es folgen Ausführungen zum Stellenwert der PM in der Gesundheitsbildung, die Darstellung eines Kurskonzeptes für einen PM-Kursus über 10 Abende sowie ein Abschnitt zur PM-Einzelarbeit. Hinweise zu körperlichen Auswirkungen, Forschungsergebnisse zur PM und Arbeitsblätter runden das Buch ab.

Geschichtliches

Edmund Jacobson, der in früheren Untersuchungen an der Harvard-Universität einen Zusammenhang zwischen emotionaler Anspannung und Angst mit einer Erhöhung des allgemeinen Muskeltonus festgestellt hatte, begann etwa 1930 mit der Entwicklung der sog. „Progressiven Muskelrelaxation" (PM). Nach einer 1934 erschienenen Laienveröffentlichung mit dem Titel „You Must Relax" stellte Jacobson seine jetzt standardisierte Methode, sein Vorgehen, seine Ergebnisse und die Beschreibung seiner Theorie 1938 in der wissenschaftlichen Veröffentlichung „Progressive Relaxation" an der Universität von Chicago vor.

Joseph Wolpe griff Jacobsons Technik auf und verwendete sie in modifizierter Form bei seinen Arbeiten über Gegenkonditionierung von Furchtreaktionen (1948). Er begründete die in der Verhaltenstherapie wichtig gewordene systematische Desensibilisierung („Psychotherapy by Reciprocal Inhibition", 1958). G.L. Paul und Mitarbeiter fanden in mehreren Studien eine allgemeine Abnahme der durchschnittlichen Werte für Blutdruck, Puls und Atemfrequenz sowie auch eine abgeschwächte Reaktion dieser Parameter auf Angststimuli. Ebenso wurde bei den untersuchten Personen eine Abnahme der subjektiven, durch bestimmte Stimuli ausgelösten Angstreaktion bzw. des emotionalen Stresses festgestellt. Im Verlauf dieser Studien erwies sich die Progressive Muskelentspannung im Vergleich zur Hypnose und von den Versuchspersonen selbst strukturierten Bemühungen, sich zu entspannen, als das effektivste Verfahren, einen subjektiv empfundenen Entspannungszustand mit herabgesetzter Muskelspannung und Absenkung von Blutdruck, Puls und Atemfrequenz herbeizuführen.

Zusätzlich zu diesen Parametern wurde in einer weiteren Untersuchung von Husek und Alexander 1963 das Angstpotential der Testpersonen im Vergleich der drei genannten Entspannungsverfahren untersucht. In der Selbsteinschätzung des eigenen Angstniveaus lag die Gruppe, welche die Jacobsonsche Muskelentspannung durchgeführt hatte, am günstigsten.

Weitere interessante Untersuchungen von Straughan und Dufort über eine verbesserte Lern- und Merkfähigkeitsleistung (1969), von Graziano und Kean 1968 über verhaltensgestörte, psychotische Kinder und eine Reduktion des Aggressionspotentials sowie von Kahn, Baker und Weiß 1968 und Steinmark und Borkovec 1973 und 1978 über die Therapie von Schlafstörungen durch die Anwendung der Progressiven Muskelrelaxation, zeigten weitere Einsatzmöglichkeiten des Verfahrens auf.

Köhler berichtete 1989 über den Einsatz des Verfahrens bei Asthma bronchiale und bei essentieller Hypertonie. Hay und Madders wiesen 1971 positive Wirkungen bei Migräne nach. (Zitiert nach Heynen.)

Nach Modifikation des klassischen Verfahrens und der Entwicklung neuer PM-Techniken durch Knörzer, Egerding, Krüger-Egerding, Olschewski, Schley und Weiss wurde u.a. 1989 bei einem Projekt des Vereins für Humanistische Psychologie die Verbesserung des allgemeinen Gesundheitszustandes bei Lehrlingen nachgewiesen. Innerhalb eines Modellprojektes im Landkreis Emmendingen wurde 1993 die Effektivität des Verfahrens für den Bereich Gesundheit und Wohlbefinden durch Heynen und Bengel belegt.

Die modernen Varianten der PM, die in diesem Buch dargestellt werden, sind ein wichtiger Bestandteil eines ganzheitlichen Rückenschulprojektes der Kassenärztlichen Vereinigungen in Süd- und Nordbaden, in den Jahren 1995 und 1996. Die PM in dieser Form hat wesentlich zu den bei diesem Projekt festgestellten Verbesserungen im Gesundheitsverhalten, Beschwerdeverlauf und der Arbeitsunfähigkeitsrate beigetragen (siehe „Praxis der Rückenschule – Ein ganzheitliches Kursprogramm", Karl F. Haug Verlag, Heidelberg 1996).

TEIL I: THEORIE

1. Einsatzbereiche der PM

1.1 Indikationen

- allgemeine Gesundheitsprophylaxe
- Schlaflosigkeit (bestimmte Formen)
- Spannungskopfschmerz
- Migräne cephalaea, adjuvante Therapie
- adjuvante Therapie bei verschiedenen weiteren Schmerzformen
- allgemeine Spannungsgefühle und Nervosität
- frei flottierende Angst
- Prüfungsangst
- bestimmte Formen von Phobien (dies gilt jeweils nach Ausschluß einer organischen Ursache bzw. nach differentialtherapeutischer Wertung nach psychosomatischen Kriterien im Vergleich zu anderen Verfahren)
- adjuvante Therapie bei Streßulkus und bei anderen durch innere Anspannung bzw. durch diverse Streßfaktoren begünstigten Erkrankungen
  (nach Bernstein und Borkovec)
- adjuvante Therapie während der Reduktion oder beim vollständigen Absetzen von Schmerzmitteln und Tranquilizern

Bei den genannten Indikationen kann die Progressive Muskelentspannung (PM) teilweise als alleiniges oder als adjuvantes Therapieverfahren eingesetzt werden. Da die Behandlung von Krankheitszuständen im eigentlichen Sinn immer dem Fachmann überlassen bleiben sollte, muß hier vor der Anwendung des Entspannungsverfahrens eine diagnostische Wertung des Krankheitsbildes z.B. durch den Hausarzt stattfinden. Dies ist nötig, um Kontraindikationen zu erkennen und auch um zu vermeiden, daß z.B. Symptome von Zusatzerkrankungen, wie z.B. Tumorschmerzen, durch den erzielten Entspannungszustand weniger deutlich wahrgenommen und dadurch verschleiert werden.

1.2 Kontraindikationen

- akute Lumbago
- Myositis
- akutes Muskelrheuma
- akute Arthritiden
  (Anmerkung: Erfahrene Probanden sind oftmals in der Lage, durch Durchführung der Übung im Bereich nicht betroffener Muskelgruppen eine Reduktion der Spannung in den betroffenen Bereichen und damit auch eine Schmerzreduktion herbeizuführen.)
- dekompensierter Hypertonus
- grenzkompensierte Herzinsuffizienz
- andere Herz-Kreislauf-Erkrankungen, wie auch das Aortenaneurysma, bei denen das Valsalva-Manöver kontraindiziert ist (Anmerkung: Auch bei geübten Probanden kann selbst bei Anspannung peripher gelegener Extremitätenmuskelgruppen ein intrathorakaler Druckanstieg erfolgen.)
- bestimmte Neuroseformen, bei denen ein Spannungsverlust vermieden werden soll

2. Neurophysiologische Modellvorstellungen zur PM

Das autonome Nervensystem und das Willkürmotoneuronen-System sind untereinander und auch mit anderen Systemen wie z.B. dem limbischen System, welches für psychische Befindlichkeit und Stimmung wichtig ist, über die sog. Formatio reticularis verknüpft. Eine günstige Veränderung, die man am zugänglichen Teil des Gesamtsystems, nämlich an der willkürlich gesteuerten Muskulatur, erreichen kann, soll günstige Veränderungen an den anderen Teilen des Systems hervorrufen.

3. Unterschiede der PM zum Autogenen Training

Die *Progressive Muskelentspannung* nach Jacobson ist ebenso wie das *Autogene Training* nach Schulz ein Entspannungsverfahren, das zu einer Intensivierung der körperlichen Wahrnehmungsfähigkeit führen soll. Psychisches Angespanntsein, körperliche Verspannungen und vegetative Reaktionen auf Stressoren im eigenen Umfeld sollen durch diese Methoden abgemildert und für den Übenden beherrschbar werden. Chronische Schäden bis hin zu organischen Krankheiten, die als Folge von psychischen und somatischen Daueranspannungen denkbar sind, sollen durch Entspannungsverfahren verhindert werden.

Die Progressive Muskelentspannung ist im allgemeinen leichter als das Autogene Training erlernbar. Der Unterschied zwischen Anspannung und tiefer Entspannung kann auch von Probanden, die noch keine Vorerfahrung mit Entspannungsmethoden haben, bereits beim ersten Üben wahrgenommen werden. Durch die sich schnell und zuverlässig einstellenden Erfolge des Relaxationstrainings wird man eher als bei anderen Verfahren zum weiteren eigenständigen Üben motiviert.

Unter der direkten Anleitung eines Therapeuten oder Übungsleiters gelingt es den Übenden üblicherweise sehr schnell, die angenehm entspannenden Effekte der Progressiven Muskelentspannung unmittelbar körperlich zu empfinden.

Beim Autogenen Training ergibt sich in den Anfangssituationen oftmals die typische Situation, daß bei manchen Teilnehmern „der Arm einfach nicht schwer wird". Manche Psychotherapeuten setzten an dieser Stelle die Progressive Muskelentspannung ein, um die Fähigkeit, körperliche Prozesse wahrzunehmen, bei ihren Patienten zu steigern und ihnen so über die ersten Klippen bei der Erlernung des Autogenen Trainings hinwegzuhelfen.

Vielen Menschen fällt es schwer, sich beim Autogenen Training, beim katathymen Bilderleben oder bei der Hypnoseentspannung auf die vom Therapeuten gegebenen Suggestionen einzulassen, da sie befürchten, die Kontrolle zu verlieren, etwas Unvorhergesehenes zu erleben oder zu tun oder irgendwie manipuliert zu werden.

Bei der Progressiven Muskelentspannung werden vom Übungsleiter allenfalls in späteren Sitzungen Suggestionen eingesetzt. Die gegebenen Anweisungen sind leicht zu verstehen und einfach auszuführen. Da vom Anleitenden immer klare Anweisungen gegeben werden, fühlen sich viele Übungsteilnehmer ähnlich wie in einer Gruppensituation in einem Sportverein, bei der ihnen ein Übungsleiter konkrete Handlungsanweisungen zu bestimmten Übungsabläufen gibt.

Die Funktionsabläufe beim Progressiven Muskelentspannungstraining ähneln den isometrischen Krafttrainingseinheiten, wie sie bei vielen Sportarten vorkommen. Breite Bevölkerungsschichten sind also mit vergleichbaren Abläufen bereits gut vertraut und kommen deshalb mit dem Muskelrelaxationstraining, bei dem lediglich das besondere Achten auf die *Ent*spannung zwischen den Anspannungsphasen hinzukommt, auch gut zurecht.

Durch den fortwährenden Wechsel von intensiver muskulärer Anspannung und Entspannung wechselnder Muskelgruppen bleibt der Übende mit seiner Aufmerksamkeit zumindest teilweise in Kontakt mit dem Therapeuten, dessen Anleitungen er ja folgen möchte. Ein Absinken des Aktivitätsniveaus, welches beispielsweise beim Autogenen Training häufig sogar zum Einschlafen während der Übungssitzungen führt, wird somit vermieden. Auch Ablenkung von außen oder durch eigene Gedankenaktivität wird durch die Aufmerksamkeit in Richtung auf den Therapeuten und durch die Konzentration auf bestimmte Körperregionen weitestgehend vermieden oder vermindert.

Das Verfahren der Progressiven Muskelentspannung kann nötigenfalls auch in einer einzigen Sitzung erlernt werden. Das weitere Üben und Praktizieren der Methode nach schriftlichen Anleitungen ist möglich. Die Progressive Muskelentspannung kann mit Hilfe von schriftlichen Anleitungen auch ohne Therapeuten oder Übungsleiter gültig erlernt werden (Olschewski, Lindner, EHK 4/91).

Da die Übungsteilnehmer weder besondere Voraussetzungen von seiten der Fähigkeit zur Introspektion, der konzentrativen Fähigkeiten oder des Intelligenzniveaus mitbringen müssen, ist die Progressive Muskelrelaxation nach Jacobson eine universell einsetzbare Entspannungsmethode.

Bei der klassischen Progressiven Muskelentspannung steht – im Gegensatz zum Autogenen Training, wo mentale Vorstellungen zur

Entspannung führen sollen – die körperliche Aktivität als Zugang zur Entspannung im Vordergrund.

Mit Hilfe der neuen Übungsvarianten der PM können die Übungsteilnehmer auch Erfahrungen mit anderen Entspannungszugängen, wie sie bei Atementspannung und mentalen Übungen (Autogenes Training, katathymes Bilderleben) vorkommen, kennenlernen und einüben.

TEIL II: PRAXIS

1. Vorbereitung und äußere Bedingungen

1.1 Übungsraum

Während der Entspannungsübung sollten weder Übungsleiter noch Teilnehmer von hellem Licht geblendet werden. Wenn möglich, sollte leicht abgedunkelt werden. Durch die richtige Beleuchtung sollte eine behagliche Atmosphäre geschaffen werden. Vollständiges Abdunkeln wird von manchen Übungsteilnehmern als sehr angenehm und die Entspannung vertiefend empfunden. Andere erleben Dunkelheit als bedrohlich. Aus diesem Grund sollte nicht vollständig abgedunkelt werden. Außerdem wäre es für den Übungsleiter im Dunkeln nicht mehr möglich, die Übenden in ihrem Entspannungsprozeß zu beobachten. Dies ist zumindest am Anfang wichtig, um Feinabstimmungen und Modifikationen des Übungsablaufes, wie z.B. Wiederholung einzelner Übungsteile, je nach dem Fortgang des Entspannungsprozesses bei den Gruppenteilnehmern vornehmen zu können.

1.2 Übungshaltung

Man kann im Liegen üben und sollte zu diesem Zweck z.B. zwei gefaltete Decken auf den Boden legen, oder im Sitzen, wobei man einen bequemen Sessel oder einen Entspannungsstuhl benutzen sollte, der es ermöglicht, locker und ohne Muskelanstrengung zu sitzen. Eine noch nicht vollständig bequeme Sitzposition, z.B. durch leichtes Abschnüren der Durchblutung der Beine, kann durch Lagerungskissen oder durch Zuhilfenahme weiterer Hilfsmittel verbessert werden.

1.3 Übungskleidung

Falls dies möglich ist, sollte man bequeme Sportkleidung (z.B. Jogginganzug) tragen. Je nach Raumtemperatur und Liegeposition (am Boden eines Raumes ist es meist etwas kälter) sollte die adäquate Kleidung gewählt werden.

Wenn man z.B. in der Mittagspause am Arbeitsplatz üben möchte, wo ein Kleiderwechsel meistens nicht möglich ist, oder wenn man direkt nach Feierabend noch in Alltagskleidung zum Entspannungskurs geht, kann man sich mit einfachen Mitteln behelfen.

Falls der Bauch durch enge Kleidung abgeschnürt wird, was eine entspannte Bauchatmung verhindern könnte, empfiehlt es sich, den Reißverschluß bzw. den Hosenbund zu öffnen. Wer es als angenehm empfindet, kann seine Schuhe ausziehen und Uhr und Brille bzw. Kontaktlinsen ablegen. Manche Menschen empfinden das Ablegen dieser Dinge zunächst als unangenehm, weshalb es in diesem Fall unterbleiben sollte. Möglicherweise gibt es noch weitere Faktoren, die die ruhige und behagliche Atmosphäre beim Üben noch weiter unterstützen. Man sollte die Übenden fragen, was für sie angenehm ist und das Übungsumfeld wenn möglich wunschgemäß verändern.

1.4 Voraussetzungen beim Übenden

Um an der Progressiven Muskelentspannung in einer Gruppe teilnehmen zu können, muß der Patient ausreichend in der Lage sein, sich auf die Stimme und auf die Anweisungen des Übungsleiters zu konzentrieren. Körperlich muß er in der Lage sein, bestimmte Muskelgruppen anspannen zu können.

Bei Arthrosepatienten kann Muskelkontraktion in bestimmten Gelenkbereichen Schmerz auslösen. Diese Muskelgruppen müssen beim Üben ausgelassen werden.

Auch bei Patienten, die teilweise gelähmt sind, ist die Progressive Muskelentspannung einsetzbar. Hier sollte vorwiegend in Einzelsitzungen gearbeitet werden. Die Intensität der Anspannung und die Körperhaltung sollten den körperlichen Bedingungen des Patienten angepaßt werden.

Altersgrenzen nach oben sind nicht bekannt (vgl. Bernstein und Borkovec). Der älteste Patient in einer unserer eigenen Gruppen war 96 Jahre alt.

Nach persönlichen Mitteilungen von Knörzer kann Progressive Muskelentspannung im Rahmen des suggestopädischen Unterrichts und zur Prüfungsvorbereitung bereits in den ersten Schulklassen eingesetzt werden.

2. Hinweise für den Übungsleiter

2.1 Zur Vorbereitung

Vermeiden Sie beim Sprechen der Übungsanleitungen wertende Bemerkungen, und denken Sie daran, daß je nach dem begrifflichen Bezugsrahmen der Teilnehmer auch Begriffe wie z.B. „schlaff" bei älteren Teilnehmern und Begriffe wie „tonnenschwer" bei übergewichtigen Teilnehmern unangenehme Assoziationen zu einem negativen Selbstbild darstellen können.

Erklären Sie den Teilnehmern, daß eine Abgrenzung zu den Hypnoseverfahren besteht und daß auf bewußte Suggestionen beim Jacobsonschen Muskeltraining grundsätzlich verzichtet wird. Dies soll dem Verfahren von vornherein den Charakter des Manipulativen oder Geheimnisvollen nehmen.

Weisen Sie darauf hin, daß es in den Übungsstunden zunächst auf eine möglichst gute Vermittlung der Entspannungstechnik ankommt. Hierbei ist die Besprechung der Erfahrungen des einzelnen und der Gruppe und auch die Klärung von Problemen und Fragen wichtig. Anschließend kommt es darauf an, durch konstantes Üben möglichst umfassende eigene Erfahrungen aufzubauen.

Insgesamt kommt es darauf an, für den Übenden eine Atmosphäre der Ruhe, der Geborgenheit zu schaffen, in der er sich nach außen abgeschirmt und in Schutz genommen fühlt, so daß es ihm leichterfällt, seine Aufmerksamkeit nach innen zu richten. Im vorbereitenden Gespräch mit der Gruppe oder dem einzelnen Klienten können die verschiedenen Aspekte des Progressiven Muskeltrainings eingehend durchgesprochen und erklärt werden, wobei sich zusätzlich auch eine Atmosphäre des gegenseitigen Vertrauens ausbilden kann. Gleichzeitig erfolgt hierbei immer auch eine gewisse Feinabstimmung der sprachlichen Kommunikationsebene.

2.2 Vorgehen während der Übung

Während der Übung sollte der Übungsleiter darauf achten, ruhig und eher sachlich zu sprechen und vor allem auch eine dramatische oder theatralische Sprechweise zu vermeiden.

Man sollte darauf achten, daß jeder Übungsteilnehmer den Übungsleiter akustisch gut versteht. Durch Beobachtung der Übenden sollte man sich vergewissern, daß auch inhaltlich richtig verstanden wurde, welche Muskelgruppe jeweils angespannt werden soll. In manchen Gruppen muß zumindest **in der ersten Sitzung** für jede Muskelgruppe die Anspannungstechnik vom Gruppenleiter zuerst demonstriert und möglicherweise bei den Teilnehmern korrigiert werden. Je nach Vorerfahrungen z.B. im Sport, Yoga oder anderen fernöstlichen Übungsformen ist die Körperbewußtheit besser ausgeprägt, und die Art und Weise der Anspannung ist nur für einige der Muskelgruppen manchen Teilnehmern unklar. Der Übungsleiter sollte sich durch Beobachtung der Übenden vergewissern, daß die Technik beherrscht wird.

Wenn die Übungstechnik bekannt ist, wird zunächst für jede Muskelgruppe ein An- und Entspannungszyklus wie folgt demonstriert:

Anleitung des Gruppenleiters: „Beginnen Sie mit der Anspannungsphase *jetzt* – halten, halten, halten (5-7 Sek.) und wieder loslassen (ca. 20 Sek. Pause). Sind Sie gut zurechtgekommen, haben Sie noch Fragen?" – Nächste Muskelgruppe.

Diese Art der Übungsanleitung kann für die ersten Sitzungen beibehalten werden. Später kann folgendermaßen verfahren werden: Auf ein eindeutiges sprachliches Signal hin (z.B.: „*jetzt*") soll die jeweils angesprochene Muskelgruppe fünf bis sieben Sekunden lang angespannt und auf ein entsprechendes sprachliches Signal wieder entspannt werden (z.B. „und loslassen").

Beispiel für eine solche Übungsanleitung: Beginnen Sie mit dem Anspannen „*jetzt* – halten – halten – halten (5-7 Sek.) – und loslassen".

Wenn Sie als Anleitender die Anspannungsphasen selbst mitmachen, wird Ihre Sprechweise von der körperlichen Anspannung und dann vom anschließenden „loslassen" geprägt sein, was für die Übungsteilnehmer als zusätzliche Orientierung dienen kann.

In der Regel bewährt es sich, jede Muskelgruppe zweimal nacheinander anzuspannen. Zwischen den Anspannungsphasen sollte eine Pause von etwa 15-20 Sekunden liegen. Lassen Sie nach der zweiten Anspannung etwa eine Pause von 30-40 Sekunden entstehen, bevor Sie zur nächsten Gruppe wechseln. Die Pausen zwischen den Anspannungsphasen sollten bei Ungeübten noch länger sein. Einzelne Anspannungsphasen können hier auch noch öfter wiederholt werden.

Bei Maximalanspannung der Muskeln kann es zu nachfolgenden Krämpfen oder zu einer verbleibenden Restanspannung kommen. Verändern Sie die Übungstechnik (Anspannungszeit, Anspannungsintensität), falls es während der Übungssitzung bei den Teilnehmern zu Muskelkrämpfen kommt. Diejenigen, bei denen durch eine bestimmte Übung Verspannungen oder Krämpfe entstanden sind, sollten gleich dazu aufgefordert werden, diese Verspannungen durch Dehn- und Streckbewegungen oder Ausschütteln wieder zu lösen. Lassen Sie den Teilnehmern dafür etwas Zeit, bevor Sie im Übungsprogramm weiter fortschreiten.

Indem Sie während der Anspannungsphase Formulierungen gebrauchen wie: „Nehmen Sie jetzt die Spannung der Muskulatur bewußt wahr!", „Fühlen Sie wie hart und fest die Muskulatur jetzt angespannt ist!", können Sie die Konzentration auf die muskuläre Anspannung während der Übung und die Wahrnehmungsfähigkeit für die Intensität der Muskelanspannung im Alltag verbessern.

Während des Entspannungsvorgangs können Sie durch Formulierungen wie „Lassen Sie sich jetzt ganz locker fallen!" und ähnliches den jetzt auftretenden Entspannungsprozeß unterstützen.

In der Vergangenheit wurde oftmals vorgeschlagen, mit den Übungsteilnehmern ein Zeichen zu vereinbaren, das sie dem Übungsleiter geben sollten, wenn durch die Übung ein Entspannungszustand eingetreten war. Ein solches Zeichen (z.B. Heben des kleinen Fingers der linken oder rechten Hand) kann als zusätzliche Möglichkeit zur Rückmeldung für den Übungsleiter günstig sein. Wenn ein einzelner oder mehrere Übungsteilnehmer dieses Zeichen nicht geben, kann die zuvor durchgeführte Übung nochmals wiederholt werden. Unsere eigenen Beobachtungen gehen in die Richtung, daß die meisten Übungsleiter schon nach kurzer Übungs- und Erfahrungszeit in der Lage sind, durch Beobachtung der Atemtiefe, des Gesichtsausdrucks und der Körperhaltung genügend Informationen zu bekommen, um den Entspannungszustand der Übungsteilnehmer ausreichend beurteilen zu können. Die für manche Klienten im Entspannungsprozeß hinderliche „Verpflichtung" zur Rückmeldung erübrigt sich in diesem Fall.

Eine sehr potente Möglichkeit zur Vertiefung der Wahrnehmungsfähigkeit für den eigenen Körper und somit auch des Entspannungsprozesses sind vergleichende Wahrnehmungsübungen. Hierbei wird der Übende dazu aufgefordert, gezielt wahrzunehmen, welche Unterschiede er z.B. nach Anspannung des rechten Armes zwischen dem rechten und dem linken Arm spürt. Typische Fragen können in diesem Zusammenhang sein: „Fühlt sich der rechte Arm schwerer oder leichter an, fühlt er sich länger oder kürzer, wärmer oder kälter an?" ... usw. Zusätzlich ist es möglich, auch andere Sinnesqualitäten anzusprechen: „Spüren Sie in sich hinein, hören Sie in sich hinein! Wie unterscheidet sich der rechte vom linken Arm? Haben Sie innere Bilder oder andere visuelle Vorstellungen zu ihrem rechten und zu ihrem linken Arm? Welche sonstigen inneren Bilder, Gefühle, Gedanken und Wahrnehmungen anderer Art nehmen Sie jetzt wahr?"

Die internen Wahrnehmungsvergleiche können auch zwischen anderen Körperteilen und Muskelgruppen stattfinden. Man kann z.B. die rechte Hand mit dem linken Oberarm oder die Stirn mit der mittleren oder unteren Gesichtspartie usw. vergleichen. Nach unseren Erfahrungen sind symmetrische Vergleiche zwischen der rechten und der linken Körperseite in der Regel mit der intensivsten zusätzlichen Verstärkung des eingetretenen Entspannungszustandes verbunden. Selbstverständlich kann man innerlich auch zwischen den Erfahrungsqualitäten verschiedener Körperbereiche vergleichen (li. Arm und li. oder re. Bein). Es ist dabei sinnvoll, eine gerade entspannte Muskelgruppe (bzw. Körperbereich) mit einem anderen Bereich, mit dem in der betreffenden Sitzung noch nicht geübt wurde, zu vergleichen.

Beispiel für eine Anleitung des Gruppenleiters: „Was spüren Sie jetzt in der Entspannungsphase im Bereich Ihres rechten Armes, welche inneren Bilder nehmen Sie wahr, wie fühlen Sie sich? Hören Sie ein wenig in sich hinein. Was nehmen Sie noch wahr? Wie ist der Unterschied zum rechten Bein? Was verändert sich dort, wenn Sie bewußt darauf achten, was Sie wahrnehmen? Was verändert sich sonst noch?"

Es ist auch möglich zwischen dem inneren Wahrnehmungszustand vorher und jetzt zu vergleichen.

Beispiel für eine Anleitung des Gruppenleiters: „Was hat sich verändert seit dem Anfang der Übung? Was nehmen Sie jetzt anders wahr? Wie fühlt es sich an, welche Gedanken gehen Ihnen durch den Kopf, welche inneren Bilder? Hören, spüren Sie in sich hinein."

Der Therapeut kann den Rhythmus seiner Anweisungen auf den Atemrhythmus der Übungsteilnehmer abstimmen. Dies ist insbesondere bei der Arbeit mit Einzelklienten möglich.

Suggestionen gehören nicht zum klassischen Verfahren. Sie sollten bewußt und vorsichtig eingesetzt werden.

Suggestionen zum Atmungsvorgang („Achten Sie darauf, wie sich Ihre Atmung verlangsamt und vertieft hat! Sie atmen jetzt ruhig und regelmäßig.") können den Entspannungsprozeß weiter vertiefen.

Am Ende der Übungsphase kann der Übungsleiter z.B. von 10 bis 0 oder von 20 bis 0 rückwärts zählen und dabei den Klienten die Aufgabe geben, bei einer bestimmten Zahl zunächst die kleinen Finger- und Zehengelenke, später die größeren Gelenke allmählich zu bewegen, sich zu dehnen und zu strecken, bei der Zahl 1 schließlich die Augen fest zusammenzukneifen und den ganzen Körper noch einmal stark anzuspannen und bei der Zahl 0 wieder wach, entspannt und frisch „so, als hätten Sie einen erholsamen Tiefschlaf hinter sich" wieder aus der Entspannungsphase zurückzukommen (bzw. „aufzuwachen").

2.3 Zur Nachbereitung

Fragen Sie die Übenden in Form einer offenen Frage („Wie geht es Ihnen jetzt?", „Wie hat es Ihnen gefallen?", „Wie ging es Ihnen mit der Übung?") nach dem Übungsverlauf und nach eventuell aufgetretenen Fragen oder Schwierigkeiten. Im Rahmen der zusätzlich jetzt einsetzenden Rückmeldungen in der Gruppe können weitere allgemeine Beobachtungen ausgetauscht und allgemeine und spezielle Probleme mit der Übung, z.B. der Entspannung spezieller Muskelgruppen, angesprochen werden.

Durch die verschiedenen Berichte anderer Gruppenteilnehmer ergibt sich ein breites Spektrum von Erlebnis- und Wahrnehmungsmöglichkeiten. Der einzelne Teilnehmer lernt durch die Berichte anderer teilweise für ihn neue Wahrnehmungsqualitäten kennen, auf die er nun beim nächsten Üben achten und sie möglicherweise auch bei sich selbst zulassen kann. Von verschiedenen Schwierigkeiten während des Übens und von den vom Gruppenleiter oder anderen Teilnehmern aufgezeigten Hilfestellungen kann jeder Teilnehmer für sich selbst und für seinen eigenen Entspannungsprozeß lernen.

Vergewissern Sie sich, daß Ihre Stimme und die Art und Weise, wie Sie die Übungen angeleitet haben, für die Übungsteilnehmer nicht unangenehm oder für den Vorgang der Entspannung störend gewirkt hat. Sollte dies der Fall gewesen sein, können Sie in sachlich akzeptierender Weise versuchen, den störenden Faktor gemeinsam genauer zu definieren, um Ihr Vorgehen in der nächsten Sitzung möglicherweise auf die neue Information hin zu modifizieren.

Der Gruppenteilnehmer bzw. ein einzeln unter Anweisung eines Erfahrenen Übender sollte immer wieder darauf hingewiesen werden, wie wichtig es ist, selbst zu Hause ein- bis zweimal am Tag für 10-15 Minuten zu üben, um die gemachten Erfahrungen später auch in den Alltag einbringen zu können.

2.4 Umgang mit Schwierigkeiten

Problem: Es treten ungewohnte Empfindungen wie Kribbeln, Wärme- oder Kältegefühl, Schweregefühl oder Leichtigkeit in einzelnen Körperteilen, Gefühl des Schwebens und ähnliche Empfindungen auf. Diese Empfindungen erzeugen meist Angst, da sie für den Übenden ungewohnt sind.

Lösungsvorschlag: Weisen Sie die Übungsteilnehmer darauf hin, daß die meisten Menschen beim Erlernen von Entspannungstechniken diese ungewohnten Empfindungen haben und daß das Auftreten dieser Empfindungen ein Hinweis darauf ist, daß das Therapieziel erreicht wurde. Nachdem die Übungsteilnehmer sich an diese neue Erfahrung gewöhnt haben, gelingt es meist, die Angst vor dieser Befindlichkeitsänderung abzulegen und den letztlich sehr angenehmen Zustand zu genießen.

Wenn sich ein Übungsteilnehmer trotz dieser Erklärungen nicht ohne die eigene Kontrolle beizubehalten auf diese Zustände einlassen möchte, kann man ihm empfehlen, mit offenen Augen und im Sitzen zu üben, und zwar zunächst nur mit einzelnen Muskelgruppen und für kürzere Zeit. Sollten die ungewohnten Empfindungen auch nach der Übungssitzung weiter bestehenbleiben, und sollte dies für den Übungsteilnehmer unangenehm sein, empfiehlt es sich, eine leichte sportliche Tätigkeit im Anschluß an die Übungssitzung, wie z.B. Fahrradfahren, leichten Dauerlauf, Hüpfen auf der Stelle oder Dehnungsübungen, durchzuführen.

Problem: Entfremdungsgefühle, Angst, die Kontrolle zu verlieren, Angst, verrückt zu werden

Lösungsvorschlag: Durchführung der Übung im Sitzen, langsames Vorgehen, Durchführung einzelner Übungsteile für kurze Zeit, möglicherweise Üben in Form von Einzelsitzungen, eventuell mit der Möglichkeit der weiteren psychotherapeutischen Verarbeitung der Situation.

Auch hier sollte erklärt werden, daß das Therapieziel, die Grundverfassung der Gelassenheit, auch darin besteht, nicht alles kontrollieren zu wollen, sondern die Tätigkeiten des Alltags ganz von innen heraus, eher wie von selbst geschehenzulassen (Fahrradfahren, Autofahren, Schreiben, Lesen).

Problem: Innere Erregung, Unruhe

Lösungsvorschlag: Genaueres Spezifizieren des inneren Zustandes und daraufhin entweder mehrfache Wiederholung der Anspannung einzelner Muskelgruppen in der Übungssituation und auch längere Pausen zwischen den Anspannungsphasen, oder aber weniger intensives Vorgehen mit kürzeren Übungsphasen und auch kürzeren Pausen, um einen Verlust der eigenen Kontrolle über das Geschehen zu vermeiden.

Problem: Abweichung von den Vorgaben des Therapeuten. Ein oder mehrere Übungsteilnehmer folgen dem Rhythmus von Anspannung und Entspannung bzw. dem Wechsel der einzelnen Muskelgruppen nicht.

Lösungsvorschlag: Eingehende Besprechung und Klärung des Problems. Möglicherweise können einzelne Teilnehmer dem Tempo des Therapeuten nicht folgen bzw. möchten bei der intensiven Erfahrung mit der Entspannung eines bestimmten Körperteiles verweilen. Man sollte sich auf ein gemeinsames Vorgehen in der Gruppe einigen, da ansonsten der Gruppenentspannungsprozeß gestört sein könnte. Geben Sie als Gruppenleiter den Teilnehmern, die zwischendurch „aussteigen" möchten, die Erlaubnis dazu. Es ist möglich, nach Auslassen einer oder mehrerer Übungsphasen, später wieder in den Übungsablauf der Gruppe einzusteigen.

Problem: Geräusche von außen

Lösungsvorschlag: Wenn möglich, durch organisatorische Vorkehrung vermeiden. Wenn nicht möglich (z.b. Straßenbahn), in die Übungsanweisung miteinbeziehen, indem man Anweisungen gibt wie: „Stellen Sie fest, inwieweit Sie jetzt ganz entspannt sein können, auch wenn gleich eine Straßenbahn am Haus vorbeifährt und das Geräusch zunächst lauter wird ... und dann wieder leiser und sich dann ganz entfernt." Der Übungsteilnehmer mag sich durch diese besondere Achtsamkeit des Therapeuten in Schutz genommen fühlen und ist oftmals zu noch intensiverer Entspannung fähig.

Problem: Spasmen, Zucken, Kloni und Tics

Lösungsvorschlag: Erklärung des Therapeuten, daß die Entspannung bis in die Nähe des Einschlafniveaus stattfindet und daß diese ungewohnte Situation zu reflexartigen Muskelanspannungen führen kann. Sollte ein einzelner Teilnehmer trotz dieser Erklärung beunruhigt sein, kann man mit ihm in einer Einzelsitzung weniger intensiv üben und erst allmählich und vorsichtig das Entspannungsniveau vertiefen.

Problem: Rumoren im Bauch, Peristaltik

Lösungsvorschlag: Erklärung des Therapeuten, daß es sich hier um ein vegetatives Zeichen des erfolgreichen Entspannungsprozesses handelt. Verdauungsvorgänge können nur im Zustand der Entspannung und Ruhe stattfinden. Sie sind somit auch als ein Zeichen des Körpers zu werten, daß ein tiefer Entspannungszustand vorliegt. Insbesondere bei Einhalten langer Pausen zwischen den Anspannungsphasen der Übung (wodurch man den Entspannungseffekt intensivieren kann) können durch die entsprechend tiefere Entspannung Peristaltikvorgänge angestoßen werden.

Problem: Sich aufdrängende Gedanken, Angstphantasien, Erinnerung an reale Probleme

Lösungsvorschlag: Der Therapeut gibt mehr und konkretere Anweisungen, z.B. auf welche Körperwahrnehmungsqualitäten der Übende achten soll. Ebenfalls ist es möglich, eine angenehme Szene phantasieren zu lassen (entspannende Szene im Urlaub, am Strand, auf einer Waldwiese oder ähnliches). Achten Sie hierbei darauf, sämtliche Sinne in die Phantasie miteinzubeziehen („Was hören Sie, was sehen Sie, was fühlen Sie in dieser Situation?").

Problem: Sexuelle Gefühle

Lösungsvorschlag: Erklärung seitens des Therapeuten, daß dieses Problem nicht ungewöhnlich ist. Erklären Sie, daß viele Menschen in entspannter Situation sexuelle Phantasien haben. Möglicherweise sind organisatorische Vorkehrungen wie die Wahl eines größeren räumlichen Abstandes zum Therapeuten oder zum nächsten Teilnehmer in der Gruppe günstig, möglicherweise ist ein weiteres Besprechen dieses Problems entlastend.

Problem: Einschlafen

Lösungsvorschlag: Erklären Sie, daß es manchmal möglich ist, daß Übungsteilnehmer einschlafen, und daß sich dies oftmals nach einigen Sitzungen wieder ändert. Sollte es dennoch für den Übenden und auch für den Therapeuten unangenehm sein, kann man kürzere Übungszeiten ansetzen oder im Sitzen und mit offenen bzw. halbgeschlossenen Augen üben.

Problem: Zappeln, Nervosität

Lösungsvorschlag: Erklären Sie, daß der Patient nicht absolut bewegungslos sein muß. Er sollte allmählich so entspannt wie ein Schlafender auf dem Boden liegen, der sich nur noch ab und zu bewegt. Sollte übermäßige Nervosität auftreten, ist es sinnvoll, eventuell nochmals über die Sitzung zu sprechen. Eventuell sollte die Übungsintensität den Bedürfnissen des Übenden noch besser angepaßt werden.

Problem: Lachen der Übungsteilnehmer

Lösungsvorschlag: Durch Nichtbeachten oder Wiederholen der zuletzt gegebenen Anweisung, möglichst mit weiterhin ruhiger Stimme des Therapeuten, gelingt es, einerseits die Störung für andere Übungsteilnehmer geringzuhalten und andererseits den unruhigen Teilnehmer zum Entspannungsprozeß zurückzubringen.

Problem: Spontaner Bericht eines Teilnehmers und mögliche Störung der anderen während der Sitzung.

Lösungsvorschlag: Da die meisten spontanen Berichte sich auf positive Erlebnisse während der Übung beziehen, ist z.B. folgende Anweisung möglich: „Gut, und nun konzentrieren Sie sich wieder ganz auf die Muskeln der rechten Hand", o.ä.

Problem: Klient kann sich nicht auf Entspannungszustand konzentrieren, wird nervös.

Lösungsvorschlag: Langsames Einüben in einer Einzelsitzung:
1. Anspannung einer einzelnen Muskelgruppe über längere Zeit (z.B. 10-15 Sek.); bewußtes Wahrnehmen des Unterschiedes zwischen Anspannung und Entspannung durch den Übenden sowie präzises Beschreiben und Berichten in Worten
2. nach und nach Üben mit anderen Muskelgruppen
3. bewußtes Achten auf die Atmung und auf Veränderungen während des Übungsablaufs durch den Übenden
4. Achten auf emotionale Veränderungen und inneres Gefühl von Entspannung; den Übenden berichten lassen

Problem: Einzelne Übungsteilnehmer können sich im Liegen nicht entspannen, fühlen sich ausgeliefert und ungeschützt.

Lösungsvorschlag: Durchführung der Übung im Sitzen, bewußtes Auswählen der Übungsstellung und auch der Position innerhalb des Raumes durch den Übungsteilnehmer.

Problem: Muskelkrämpfe

Lösungsvorschlag: Weniger intensiv, eventuell kürzer, anspannen lassen, verkrampfte Muskelgruppen vorsichtig lockern, eventuell einzelne Muskelgruppen beim Üben auslassen.

Insbesondere in den ersten Gruppensitzungen treten bei manchen Teilnehmern Muskelkrämpfe unmittelbar im Anschluß an die Anspannungsphase auf. Man sollte diesen Übungsteilnehmern etwas Zeit lassen, um diese Muskeln ein wenig zu dehnen und durch Schütteln wieder zu lockern, bevor man anschließend mit der nächsten Muskelgruppe weiterübt. Im weiteren Übungsverlauf treten die Muskelkrämpfe in der Regel dann kaum noch auf.

Problem: Übungsteilnehmer kann einzelne Muskelgruppen nicht selektiv anspannen. Obwohl der Übungsleiter ihm die Übung am eigenen Beispiel zeigt, gelingt es dem Patienten nicht, sie nachzuahmen.

Lösungsvorschlag: Lassen Sie den Übungsteilnehmer im Alltag vorkommende Bewegungen ausführen (auf den Zehenspitzen stehen, im Sitzen die Knie anheben, den Stuhl anheben, beim Anheben des Stuhles die Lehne mit den Fingern fest umgreifen usw.) und feststellen, welche Muskeln wie stark angespannt sind. Mit der Zeit läßt sich in der Regel eine besondere Haltung oder eine besondere Hilfestellung finden, die es dem Patienten ermöglicht, die Übung auszuführen.

Problem: Muskelkater im Anschluß an die PM-Sitzung oder einen Tag später. Kurz nach einer Übungssitzung oder meist einen Tag später tritt bei manchen Übungsteilnehmern im Bereich bestimmter Muskelgruppen Muskelkater auf.

Lösungsvorschlag: Erklären Sie den Übungsteilnehmern, daß solche Phänomene auch bei körperlich Trainierten gelegentlich vorkommen können und daß Sie sich beim weiteren Üben verlieren werden. Weiteres regelmäßiges Üben eventuell in Verbindung mit Muskeldehnungs- und Lockerungsübungen ist hier besonders hilfreich. Es ist ebenso möglich, mit kürzeren und weniger intensiven Anspannungsphasen im Bereich der betroffenen Muskelgruppe weiterzuüben.

Problem: Spontan auftretende Erregung, Wut

Lösungsvorschlag: Insbesondere beim Anspannen der Unterschenkel und auch bei der Anspannung der Hand- und Unterarmmuskeln mit Faustschluß kann es in sehr seltenen Fällen auch einmal zu Erregungszuständen und der Wahrnehmung von Wutgefühlen kommen.

Durch Aufstampfen mit dem Fuß (dies ist auch im Liegen möglich) oder durch Bewegungen wie beim Kicken eines Fußballes beim Elfmeter läßt sich der Erregungszustand recht schnell und effektiv abbauen.

Bei Auslösung dieses Zustandes durch Faustschluß können Faustschlagbewegungen nach unten (auf den Tisch schlagen), auf die Unterlage oder auf ein Kissen ausgeführt werden. Möglicherweise sind Faustschlagbewegungen nach vorne oder zur Seite gegen ein Polster oder eine dicke mehrfachgefaltete Decke, die ein Helfer gegen die Wand hält, besser. Dieses extrem selten auftretende Problem wurde mir von einem Kollegen berichtet, der progressive Muskelentspannungsübungen in einer bioenergetischen Körperpsychotherapiegruppe einsetzte. In üblichen PM-Gruppen ist mit dem Auftreten von Emotionen, die einer o.g. Intervention bedürfen, nicht zu rechnen.

3. Vorinformation für den Übenden

Bei der Progressiven Muskelentspannung nach Jacobson handelt es sich um ein Übungsverfahren, das der Klient in der Regel in der Gruppe unter Anleitung eines Therapeuten erlernt (auch Selbststudium nach einer schriftlichen Anweisung ist möglich). Ziel der Übung ist eine Steigerung der Sensibilität für körperliche und damit auch teilweise emotionale Anspannungszustände sowie das Erlernen der Fähigkeit, sich bewußt z.b. auch in „angespannten" Situationen zu entspannen.

Durch selbständiges Üben zu Hause soll über ein Sich-Einverleiben der Technik eine innere Grundverfassung der Gelassenheit erreicht werden, die sich z.B. in der Abnahme von subjektiv empfundenem Streß äußern kann. Die von den Teilnehmern beschriebene innere Ruhe geht mit einer Abnahme der Herzfrequenz, der Atemfrequenz und oftmals auch des Blutdrucks einher. Menschen mit erniedrigtem Blutdruck erleben in der Regel eine Verbesserung ihrer Kreislaufsituation.

Es geht darum, die in den eigenen Muskeln vorhandene Anspannung zunächst bewußt zu erleben, indem man einzelne Muskelgruppen willentlich in den intensivsten Spannungszustand versetzt, der überhaupt möglich ist, und anschließend absolut locker entspannt sein läßt.

Oftmals wird man feststellen, daß die Muskulatur in den üblichen Alltagssituationen häufig eine erstaunlich große Grundspannung aufweist, die deutlich über der für die Alltagstätigkeiten erforderlichen Muskelspannung liegt. Muskelgruppen, die für die Ausführung eines Bewegungsablaufes nicht gebraucht werden, sind meistens zusätzlich angespannt. Als zweite interessante Beobachtung erkennen die meisten Menschen bei Beschäftigung mit diesen Dingen, daß es ohne die vorausgegangene totale Anspannung einer bestimmten Muskelgruppe überhaupt nicht möglich gewesen wäre, sofort und willentlich muskuläre Verspannungen im gleichen Maße aufzulösen, wie z.B. mit Hilfe der Jacobsonschen Muskelentspannungsübungen.

Bereits bei den allerersten Übungssitzungen wird von den meisten Übungsteilnehmern eine angenehme psychische Befindlichkeit in Form eines inneren Gelöstseins, eines sich Befreitfühlens, eines „Ganz-ruhig-Seins", eines sich „Ganz-bei-Sich-Fühlens" usw. beschrieben. Auf der anderen Seite erleben viele Menschen jetzt erstmals ganz bewußt, daß eine erhöhte muskuläre Anspannung meist auch mit einem inneren Angespanntsein einhergeht. Indem man lernt, sorgfältig die Empfindungen wahrzunehmen, die beim Anspannen und anschließenden Lockern der Muskeln während der Entspannungsübungen auftreten, erreicht man im Verlauf des Übens eine verbesserte Sensibilität für körperliche und emotionale Anspannungszustände. Später gewöhnt man sich daran, auch im Alltagsleben Spannungs- und Entspannungszustände und die zugehörigen Empfindungsqualitäten bewußt wahrzunehmen. Dies ermöglicht schließlich eine selbstbestimmte und -gewählte Einflußnahme auf diese Zustände.

Wichtig hierfür ist es zunächst, zu lernen, wie man sich entspannt, und dies immer wieder zu üben. Wenn man einmal bewußt darüber nachdenkt, kennt jeder diesen Lernvorgang auch schon von anderen Tätigkeiten des alltäglichen Lebens - vom Schreiben und Lesen bis hin zu sportlichen Fertigkeiten wie Skilaufen und Tennisspielen.

Leider gibt es in den Lehrplänen unserer Schulen noch kein Fach „Entspannungstraining". Dies führt dazu, anzunehmen, daß die in einem solchen Fach vermittelten Fähigkeiten für unser Leben schon nicht wichtig sein werden. Es führt auch dazu, daß man über diese Bereiche seines Lebens nicht nachzudenken braucht, da man ihnen erst gar nicht begegnet. In belastenden Situationen des schulischen Lebens und im späteren, heutzutage oftmals hektisch strukturierten beruflichen Alltag fehlt es zumindest in unserer Zivilisation an der Vermittlung von Erfahrungen, wie man zur inneren Ruhe und Ausgeglichenheit zurückfinden kann. Das Fehlen von gangbaren Wegen zur konstruktiven Bewältigung belastender Situationen drückt sich in der Zunahme sog. funktioneller Störungen und psychosomatischer Erkrankungen bereits im Schulalter aus.

Heute gibt es viele Berührungspunkte zwischen Pädagogik und Entspannungsverfahren, wie z.B. die Verfahren des sog. neuen Lernens, welche Entspannungszustände zur Steigerung des Lernerfolgs nutzen, und den Zweig der Gesundheitspädagogik, dessen Anliegen es ist, die Gesundheit breiter Bevölkerungsgruppen vor allem auch durch Einführung verschiedener Entspannungsmethoden günstig zu beeinflussen.

Die Progressive Muskelentspannung kann als Technik zur Bewältigung von Streß (Reizüberflutungssituation ohne die Möglichkeit, auf körperlicher Ebene im Sinne von Kampf oder Flucht – „fight or flight" – zu reagieren) eingesetzt werden, um z.B. schwierige Prüfungen oder emotional schwierige Situationen besser durchstehen zu lernen.

Mit der Zeit lernt man, sich bewußter und adäquater auf vorgegebene Situationen einzustellen, insbesondere was das Maß der eigenen körperlichen und seelisch-geistigen Spannung anbelangt.

Wenn zwischen Situationen, in denen man wach, konzentriert und erwartungsvoll gespannt sein muß, die Möglichkeit besteht, sich tief zu entspannen, wird man um so besser in der Lage sein, sich anschließend wieder maximal zu konzentrieren.

4. Übungsanleitungen

Legen Sie sich ausgestreckt auf eine gefaltete Decke oder eine andere bequeme Unterlage. Strecken Sie sich etwas durch und legen Sie anschließend die Arme ausgestreckt neben den Körper.

Lassen Sie die Augenlider sanft nach unten sinken, so daß die Augen halb oder vollständig geschlossen sind. Lassen Sie den Unterkiefer locker sinken. Der Mund ist entspannt und geschlossen oder, wenn Sie möchten, auch etwas geöffnet. Die Zunge liegt locker in der Mundhöhle. Lassen Sie die Schultern zu Boden sinken. Die Schultern, die Ellbogen und die Handgelenke und Finger ruhen entspannt auf der Unterlage. Die Füße und Knie sinken jetzt vielleicht etwas zur Seite. Lassen Sie sich mit dem Ausatmen locker auf die Unterlage sinken. Lassen Sie sich von der Unterlage tragen. Lassen Sie den Ausatemzug tief aus sich heraussinken. Lassen Sie nach dem Ausatmen eine kleine Pause entstehen und erwarten Sie den Einatemimpuls Ihres Körpers.

Gleich werden wir zusammen zunächst den Zustand intensiver Muskelanspannung und anschließend den der völligen Entspannung und Lockerheit erfahren. Achten Sie darauf, wie intensiv Sie sich zunächst auf das Anspannen einlassen wollen. Nehmen Sie sich beim anschließenden Loslassen möglichst genau wahr, hören Sie in sich hinein, spüren Sie sich gut im jetzt entspannten Körperteil und sehen Sie sich intensiv mit „inneren Augen".

4.1 Die Vorübung

Sie können den Gegensatz zwischen dem Zustand der völligen Anspannung und Entspannung noch genauer wahrnehmen, indem Sie dem maximal angespannten Zustand, bei dem die Muskeln aber noch nicht schmerzhaft verkrampft sind, die Zahl 100 zuordnen und dem Zustand der völligen Entspannung die Zahl 0. Spannen Sie jetzt Ihre rechte Hand zu einer festen Faust. Legen Sie in diese Anspannung die gesamte Muskelkraft Ihrer rechten Hand hinein. Nehmen Sie diesen Zustand mit allen Sinnen genau wahr und ordnen Sie diesem Zustand die Zahl 100 zu.

Reduzieren Sie anschließend die Spannung um die Hälfte und denken Sie ganz bewußt an die Zahl 50. Reduzieren Sie anschließend die

Spannung weiter, bis Sie einen Zustand erreicht haben, der der Zahl 25, also einem Viertel der Kraft entspricht, und anschließend einen Zustand, der der Zahl 10, also einem Zehntel der maximalen Kraft, entspricht. Anschließend spannen Sie die Hand noch einmal mit aller Kraft zu einer festen Faust zum Zustand 100. Halten Sie die Spannung etwa 5-7 Sek. und lassen Sie dann die Hand völlig locker zu Boden sinken. Lassen Sie mit jedem Ausatemzug Ihren Körper mehr und mehr entspannt und locker auf die Unterlage sinken.

(**Option:** Spannen Sie nochmals Ihre rechte Hand mit aller Kraft zur Faust = Zustand 100. Reduzieren Sie die Anspannung bis zum Anspannungszustand 75, also drei Vierteln der maximalen Kraft, dann zum Zustand 60, 40, 20, 10, versuchen Sie dann den Anspannungszustand 35, 55, 80 und die maximale Spannung 100, bevor Sie erneut loslassen, die Hand auf die Unterlage sinken lassen und sich entspannen. Sie werden bemerken, daß Sie mit wiederholtem Üben ein immer genaueres Gefühl für die Intensität der Anspannung entwickeln.)

4.2 Das klassische Verfahren nach Jacobson

Sitzen Sie auf einem bequemen Stuhl, der es Ihnen ermöglicht, locker zu sitzen. Achten Sie darauf, daß der Stuhl Sie trägt, auch wenn sämtliche Muskelgruppen Ihres Körpers entspannt sind. Im Verlauf dieser Sitzung werden Sie die Gelegenheit haben, sich tief zu entspannen und vielleicht tiefer entspannt zu sein, als Sie es jemals waren.

Wir beginnen diese Sitzung, indem wir verschiedene Muskelgruppen durchgehen und diese zunächst anspannen und anschließend intensiv entspannen und locker werden lassen. Wir beginnen mit der rechten Hand und dem rechten Unterarm (bei Linkshändern die linke Seite).

Bilden Sie mit der rechten Hand eine Faust und spannen Sie jetzt die Muskeln Ihrer rechten Hand und des rechten Unterarmes maximal an. Fühlen Sie diese intensive Spannung, halten Sie sie noch ein wenig (5-7 Sek.) und lassen *jetzt* wieder los ... (15-20 Sek. Pause).

Wir wiederholen diese Übung nochmals. Spannen Sie die rechte Faust *jetzt* und halten, halten, ... und loslassen ... (30-40 Sek. Pause).

Wir kommen zum **rechten Oberarm**, den Sie anspannen können, indem Sie mit angewinkeltem Arm den Oberarm gegen den Brustkorb drücken und die Muskeln des Oberarmes intensiv anspannen. Achten Sie dabei darauf, die Muskeln des Unterarmes und der Hand weitgehend locker zu lassen. Spannen Sie *jetzt* fest an, und halten, halten ... (5-7 Sekunden), und jetzt loslassen.

Wir kommen nun zur **linken Hand und zum linken Unterarm** ... Nun folgt der **linke Oberarm** ...

Anschließend werden die Gesichtsmuskeln gelockert: Ziehen Sie die Augenbrauen nach oben und spannen Sie auch die Stirn- und Scheitelregion an (eventuell sollte der Therapeut dem Klienten die Übung zeigen, indem er sie zunächst selbst ausführt und der Klient zusieht).

Es folgt die Anspannung der **mittleren Gesichtspartien**, indem man die Augen fest zukneift und gleichzeitig die Nase rümpft, um Spannung im gesamten mittleren Gesichtsbereich zu erzeugen.

Die Anspannung des **unteren Gesichtsdrittels** wird dadurch erzeugt, daß man die Zähne fest zusammenbeißt und die Mundwinkel stark nach unten in Richtung auf den Hals zu und nach außen zieht.

Anschließend werden die **Nackenmuskeln** angespannt, indem man das Kinn in Richtung zur Brust zieht, gleichzeitig aber durch eine Gegenspannung im Nacken gegen diese Spannung gegenhält, so daß sich die Anspannung der vorderen Halsmuskulatur und der Nackenmuskulatur aufhebt.

Als nächstes werden dann die Muskeln des **Schultergürtels, der Brust und der oberen Rückenpartie** angespannt, indem die Schultern nach hinten zum Rücken und die Schulterblätter nach innen zusammengezogen werden. Gleichzeitig sollten die Brustmuskeln angespannt und dadurch die Schultern etwas nach unten gezogen werden.

Anschließend spannen Sie die **Bauchmuskeln** an, indem Sie den Bauch hart werden lassen und gleichzeitig mit den Lendenmuskeln etwas dagegenhalten, so daß sich der Rumpf nicht nach vorne bewegt (was geschehen würde, wenn man nur die Bauchmuskeln anspannt).

Nun kommen wir zu den Muskeln des **rechten Oberschenkels** (bei Linkshändern des linkens Oberschenkels): Spannen Sie den vorderen

Oberschenkelmuskel an, so, als wollten Sie die Beine strecken, und halten Sie gleichzeitig mit den hinteren Muskeln dagegen. Sie können dabei das Bein vom Boden abheben und ein wenig nach vorne strekken. Wer mit der Anspannung beider Muskelgruppen Schwierigkeiten hat, kann das Bein wieder auf den Boden aufstellen und so tun, als wollte er/sie mit dem Fuß in ein Loch in den Boden drücken und/oder den Boden ein wenig nach vorne schieben.

Wir kommen zum **rechten Unterschenkel**: Ziehen Sie die Zehen in Richtung Ihres Kopfes und spannen Sie gleichzeitig die Rückseite der Unterschenkel an, so daß gegen diese Anspannung eine Gegenkraft entsteht.

Wir kommen zu den **Fußmuskeln der rechten Seite**: Heben Sie den Fuß etwas vom Boden ab, strecken Sie den Fuß in Richtung zum Boden, beugen Sie die Zehen und drehen Sie den Fuß vielleicht zusätzlich noch leicht nach innen. Lassen Sie eine maximale Spannung in den Fußmuskeln entstehen.

Nun folgt der **linke Oberschenkel**... Anschließend wird der **linke Unterschenkel** angespannt, indem die Zehen des **linken Fußes** nach oben gezogen werden ... anschließend werden die Zehen des **linken Fußes** nach oben gezogen ... Schließlich erfolgt das Beugen der Zehen des linken Fußes und das Anspannen des Fußgewölbes ...

Sitzen Sie anschließend locker und entspannt noch einige Minuten in Ihrem Stuhl und nehmen Sie wach und mit allen Sinnen wahr, welche Veränderungen aufgetreten sind und welche Veränderungen Sie jetzt noch beobachten können.
 Strecken und dehnen Sie sich anschließend, gähnen Sie vielleicht. Achten Sie vielleicht jetzt besonders darauf, daß Sie aus dem Übungszustand vollständig zurückgekehrt sind und wach sowie gleichzeitig entspannt sind.

Ergänzung: Es hat sich bewährt, zusätzlich zu den Muskelgruppen beim klassischen Verfahren nach Jacobson zwischen die Anspannungsphasen der Bauchmuskulatur und des Oberschenkels noch eine Übung mit der Gesäß- und Beckenmuskulatur einzufügen: Spannen Sie die Gesäß- und Beckenmuskulatur maximal an. Kneifen Sie die Pobacken fest zusammen. Beim Anspannen wird das Becken vielleicht ein wenig von der Unterlage nach oben abgehoben. Nehmen Sie wahr, ob sich auch der Beckenboden mit anspannt? Achten Sie beim Entspannen darauf, ob sie wahrnehmen können, wie der Beckenboden beim Einatmen ganz leicht fußwärts gedrückt wird und beim Ausatmen sanft nach oben zurückfedert.

4.3 Die Isometrikübungen nach Jacobson

Strecken Sie sich im Sitzen für einige Momente in allen Körperabschnitten durch, strecken Sie die Arme nach oben, bilden Sie zunächst Fäuste, spreizen Sie die Finger anschließend weit auseinander und überstrecken Sie die Hände auch nach hinten. Strecken Sie sich, während Sie sitzen, auch in den unteren Körperabschnitten: Strecken Sie die Beine, beugen Sie die Zehen, und beugen Sie die Füße in Richtung Boden. Danach ziehen Sie die Zehen kopfwärts und ziehen die Füße ebenfalls kopfwärts, so daß Sie an den Hinterseiten der Beine, vorwiegend im Kniekehlenbereich, eine Spannung verspüren; lassen Sie den Körper anschließend wieder ganz locker in den Sitz fallen; sitzen Sie dabei aufrecht, atmen bewußt tief ein und aus und gähnen Sie möglicherweise mehrmals.

Bilden Sie mit der linken Hand eine Faust, die Sie etwa in der Magengegend vor den Körper halten, umfassen Sie die Faust mit der rechten Hand. Drücken Sie mit der geschlossenen Faust gegen die rechte Hand und halten Sie gleichzeitig mit der rechten Hand dagegen. Ziehen Sie gleichzeitig die Schultern etwas nach unten, und lassen Sie auch Spannung in den Brustmuskeln entstehen. Wechseln Sie nach einer kurzen Entspannungspause die Seiten.

Beachten Sie, daß Sie sich anschließend strecken und gähnen können, wenn Sie möchten. Stützen Sie sich mit den Unterarmen auf die Stuhllehne oder stützen Sie sich mit den geschlossenen Fäusten auf der Sitzfläche des Stuhles auf. Drücken Sie sich danach etwas von der Unterlage ab. Sorgen Sie dafür, daß Sie das Ausmaß der gesetzten Anstrengung selbst bestimmen. Strecken Sie sich, wenn Sie möchten, anschließend wieder durch und lassen Sie Gähnen zu, wenn es spontan entsteht.

Stützen Sie die linke Hand in Knienähe auf den rechten Oberschenkel, wobei Sie mit den Fingern die Außenseite und mit dem Daumen die

Innenseite des großen Oberschenkelmuskels umgreifen. Stützen Sie die rechte Hand genau dahinter auf den rechten Oberschenkel und umgreifen mit den Fingern die Innenseite, mit dem Daumen die Außenseite des Muskels. Neigen Sie den Oberkörper etwas nach vorn. Achten Sie darauf, daß der Rücken gerade bleibt. Drücken Sie dann das Knie nach oben, während Sie mit den Händen und dem gesamten Schultergürtel und Oberkörper dagegenhalten. Lassen Sie so viel Spannung entstehen, wie es für Sie angenehm ist. Lassen Sie sich anschließend wieder in den Sessel zurücksinken.

Wiederholen Sie diese Übung zweimal mit dem rechten Knie und dann auch mit dem linken Knie. Lassen Sie sich anschließend wieder in den Sessel zurücksinken, strecken Sie sich und gähnen Sie erneut, wenn es durch die Entspannung von selbst zum Gähnen kommt.

Während Sie im Sessel sitzen, achten Sie darauf, daß die Füße etwa schulterbreit voneinander entfernt mit der gesamten Fußfläche gleichmäßig stark auf dem Boden stehen. Drücken Sie sich nun zunächst mit dem rechten Fuß ein wenig nach oben ab, so daß Ihr Rücken stärker in die Lehne gedrückt wird. Lassen Sie sich anschließend wieder los und entspannen Sie sich. Drücken Sie sich dann mit dem linken Fuß nach oben ab. Stützen Sie sich danach mit beiden Füßen auf, lassen Sie den Druck allmählich stärker werden, bestimmen Sie, wie stark der Druck sein soll und lassen Sie zum Schluß den ganzen Körper locker in den Sessel sinken. Dehnen und strecken Sie sich anschließend noch etwas durch, wenn Sie möchten, und lassen Sie auch Gähnen zu.

Drücken Sie die Schultern nach hinten, so daß sich die Schulterblätter einander nähern, und lassen Sie die Schultern anschließend wieder locker fallen. Verbinden Sie das Anspannen der beiden Schultern mit einer Einwärtsdrehung der nach unten gestreckten Arme, bilden Sie Fäuste und schieben Sie die geballten Fäuste nach hinten und bodenwärts. Anschließend spreizen Sie die Finger, drehen die Handflächen nach außen (Daumen nach hinten gerichtet) und ziehen, während die Schultern nach hinten zusammengedrückt werden, die Arme ebenfalls nach hinten und unten. Lassen Sie anschließend die Spannung wieder los und gähnen Sie (wenn das Gähnen von selbst entsteht) und strecken Sie sich erneut.

Lassen Sie im Sitzen Ihren Kopf nach vorne sinken und atmen Sie tief aus. Verbleiben Sie für einige Atemzüge in dieser Stellung (2-4 Atemzüge). Heben Sie nun den Kopf mit dem Einatmen wieder an und lassen Sie ihn mit einem tiefen Ausatemzug nach hinten sinken. Verbleiben Sie einige Atemzüge in dieser Stellung und heben den Kopf mit dem Einatmen wieder an. Lassen Sie den Kopf danach mit dem Ausatmen nach rechts sinken, verbleiben einige Atemzüge in dieser Stellung und heben mit einem Einatemzug den Kopf wieder an. Verfahren Sie ebenso, indem Sie den Kopf nach links neigen.

Lassen Sie anschließend den Kopf wieder nach vorne sinken. Neigen Sie den Oberkörper etwas nach rechts, so daß der Kopf, gezogen durch sein eigenes Gewicht, sich langsam nach rechts bewegt. Lassen Sie die Hals- und Nackenmuskeln möglichst locker. Neigen Sie den Oberkörper nun vorsichtig nach hinten und weiter nach links, so daß der Kopf eine langsame Drehbewegung um die Körperachse ausführt. Nach zwei Rotationen in dieser Richtung lassen Sie den Kopf in die andere Richtung rotieren. Wählen Sie eine möglichst langsame und behutsame Geschwindigkeit und Vorgehensweise. Versuchen Sie, obwohl der Hals an manchen Abschnitten schmerzhaft angespannt sein kann, möglichst tief und möglichst langsam aus- und wieder einzuatmen. Versuchen Sie, die Einatembewegung weitgehend von selbst erfolgen zu lassen. Kommen Sie dann anschließend wieder in die Mittellage und sitzen Sie möglichst locker und gleichzeitig aufrecht im Stuhl.

Spüren Sie die verschiedenen Muskelgruppen Ihres Körpers nach und nach durch und überprüfen Sie, ob Sie die Spannung der Muskeln nicht noch etwas lockerer lassen können. Lassen Sie Gähnen zu, und strecken Sie sich, wenn Sie möchten, erneut.

4.4 Das aktualisierte Verfahren

Die Übung wird im Liegen durchgeführt. Nach jeder Anspannungsphase soll der Übende seine Muskeln möglichst intensiv entspannen. Achten Sie bewußt darauf, was Sie nach jeder Anspannungsphase im Bereich der gerade beübten Muskelgruppe wahrnehmen. Erleben Sie, welche Unterschiede zu anderen Körperregionen sich einstellen.

Wir beginnen unsere Reise durch verschiedene Körperregionen und Muskelgruppen im **rechten Fuß und rechten Unterschenkel:**
Beugen Sie die Zehen und ziehen Sie die Fußsohle in Richtung Boden, bis die Wadenmuskeln angespannt werden.

Beginnen Sie *jetzt* die maximale Spannung aufzubauen – vielleicht sogar noch intensiver werden lassen – halten – und (nach 6-7 Sek.) entspannen.

Entspannen Sie die Muskeln im Bereich des rechten Unterschenkels vollständig. Lassen Sie sich in der Ausatemphase locker auf die Unterlage sinken. Lassen Sie sich von der Unterlage tragen. Achten Sie genau darauf, welche Unterschiede Sie im Vergleich zum Zustand vor der Übung feststellen. Wie fühlt sich der rechte Unterschenkel an? Was hat sich dort verändert? Was hat sich sonst verändert? Wie atmen Sie?

Weiter geht es zum **rechten Oberschenkel:** Strecken Sie das Bein im Kniegelenk, bis die Muskeln an der Oberseite des Oberschenkels gespannt werden (evtl. zusätzlich den Fuß kopfwärts ziehen).

Beginnen Sie *jetzt* die maximale Spannung aufzubauen – vielleicht sogar noch intensiver werden lassen – halten – und (nach 6-7 Sek.) entspannen.

Lassen Sie sich an dieser Stelle eine kleine Pause – lassen Sie Ihren Körper in der Ausatemphase locker auf die Untelage sinken. Beobachten und erspüren Sie, welche Unterschiede zwischen dem linken und rechten Bein Sie jetzt wahrnehmen. Lassen Sie sich bewußt von der Unterlage tragen. Hören Sie ein wenig in sich hinein. Achten Sie genau darauf, welche Unterschiede Sie im Vergleich zum Zustand vor der Übung feststellen. Was hat sich verändert? Wie atmen Sie jetzt?

Nun kommen wir zum **linken Fuß und Unterschenkel:** Die Muskeln anspannen – die Spannung halten – und lösen.

Als nächstes kommen wir zum **linken Oberschenkel:** Die Muskeln anspannen – die Spannung noch etwas halten und – entspannen.

Jetzt kommen wir zum **Becken- und Gesäßbereich:** Auch hier alle Muskeln maximal anspannen, wobei sich das Becken etwas von der Unterlage abhebt – die Spannung noch halten – und loslassen.

Lassen Sie sich an dieser Stelle **eine kleine Pause** – lassen Sie Ihren Körper besonders in der Ausatembewegung locker auf die Unterlage sinken. Lassen Sie die Atemluft ganz aus sich herausströmen. Lassen Sie nach dem Ausatmen eine kleine Pause entstehen, und beobachten und erspüren Sie den spontanen Einatemimpuls Ihres Körpers. Vielleicht erfolgt die Einatmung jetzt mehr und mehr von selbst, ohne daß Sie bewußt Luft holen müssen.

Wiederholen Sie nun nochmals die Anspannung der Beckenmuskeln. Achten Sie jetzt wieder auf die Atmung. Meist hat sich schon von selbst eine entspannte Bauchatmung eingestellt. Wie fühlen Sie sich? Welche inneren Bilder tauchen auf? Was nehmen Sie sonst noch wahr?

Ziehen Sie die Schultern nach unten und gleichzeitig nach hinten zum Rücken, so daß sich die Schulterblätter aufeinanderzu bewegen. Maximal anspannen – Spannung halten – und entspannen.

Wir kommen nun zum **rechten Oberarm:** Beugen Sie den rechten Arm und lassen Sie Spannung im Bizeps entstehen. Drücken Sie den Arm an den Oberkörper. Muskeln *jetzt* maximal anspannen – Spannung halten – und entspannen.

Nun kommen wir zum **rechten Unterarm und zur rechten Hand:** Bilden Sie mit der rechten Hand eine Faust (der Daumen soll nicht von den Fingern umschlossen werden). Beugen Sie die Hand ein wenig im Handgelenk, so daß die Unterarmmuskeln auch gut angespannt werden können.
Jetzt anspannen – halten – und loslassen.

Oberarm: (Technik wie rechter Oberarm)
Muskeln *jetzt* maximal anspannen – halten – und loslassen.

Nun kommen wir zum **linken Unterarm und zur linken Hand** (Anspannung wie rechte Seite): Muskeln *jetzt* anspannen – Spannung noch halten – und loslassen.

Wir kommen zum **Nackenbereich:** Hier kann man die Muskeln anspannen, indem man die Schultern hochzieht und den Kopf zwischen die Schultern einzieht. Anspannen – Spannung noch etwas halten – und fallenlassen.

Weiter geht es zu **Kopfhaut und Stirn:** Die Augenbrauen hochziehen und die Kopfhaut anspannen – Spannung noch halten – und entspannen.

Nun geht es weiter zur **Gesichtsmuskulatur:** Ziehen Sie eine Grimasse: Kneifen Sie die Augen fest zusammen, pressen Sie den Mund fest zusammen und rümpfen Sie die Nase (da alle die Augen geschlossen haben, sieht es ja keiner).
Spannung *jetzt* aufbauen – halten – und loslassen.

Schließlich zum **Kinn- und Halsbereich:** Das Kinn in Richtung Brustkorb ziehen, den geschlossenen Mundwinkel nach außen ziehen (Breitmaulfroschmund).
Maximale Spannung *jetzt* aufbauen – Spannung halten – und loslassen.

Weiter geht es mit der **Brustmuskulatur:** Ziehen Sie die Schultern nach unten, drücken Sie die Oberarme gegen den Brustkorb und ziehen Sie die Schultern etwas nach vorne.
Maximale Spannung *jetzt* aufbauen – Spannung halten – und wieder loslassen.

Schließlich kommen wir zur **Bauchmuskulatur:** Entwickeln Sie Spannung in den Bauchmuskeln, indem Sie so tun, als würden Sie die gestreckten Beine gleich vom Boden abheben. (Gut trainierte Übungsteilnehmer können in der Anspannungsphase die Beine auch einige Zentimeter vom Boden abheben. Diese Übungsvariante kann jedoch die Lendenwirbelsäule (LWS) besonders belasten, wenn man ins Hohlkreuz kommt. Die LWS sollte deshalb gestreckt sein, und der Rücken sollte den Boden berühren. Probieren Sie die Übung vorher aus, und spüren Sie, wieviel Druck auf die Lendenwirbelsäule ausgeübt wird. Versuchen Sie es nochmals mit stärker und weniger stark durchgebogener Lendenwirbelsäule.)
Jetzt anspannen – Spannung halten – und wieder loslassen.

Schließlich kommen wir zum **Rücken:** Drücken Sie den Hinterkopf und auch die Schultern nach unten gegen die Unterlage. (Bei besonders gut Trainierten kann die Anspannung intensiviert werden, bis sich zwischen Kreuzbein und Hinterkopf ein Bogen bildet und der Rumpf sich etwas von der Unterlage abhebt.)
Jetzt anspannen – Spannung halten – und loslassen.

Zum Abschluß sollen noch einmal gleichzeitig alle Muskeln des Körpers angespannt werden, von den Füßen bis zum Kopf.

Alle Muskeln *jetzt* anspannen – Spannung noch halten – und entspannen.

Bleiben Sie anschließend noch einige Zeit liegen und nehmen Sie mit allen Sinnen wach wahr, welche Veränderungen in Ihnen vorgegangen sind, während Sie geübt haben, und wie Sie sich jetzt fühlen, was Sie jetzt denken und wahrnehmen.

Beenden Sie nun allmählich die Übung, indem Sie zunächst vorsichtig die Zehen und Finger bewegen, anschließend auch die Arme und Beine langsam in Bewegung bringen und jetzt auch tiefer atmen.

Strecken Sie sich anschließend durch, gähnen Sie, wenn Sie möchten, und räkeln Sie sich etwas. Kneifen Sie anschließend die Augen mehrmals fest zu, schneiden Sie Grimassen, blinzeln Sie und öffnen Sie anschließend die Augen.

Sind Sie wieder ganz zurück im Hier und Jetzt oder müssen Sie vielleicht nochmals einige Muskelgruppen anspannen und dehnen, um aus dem Übungszustand zurückzukommen? Achten Sie auf eine gute und vollständige Rücknahme!

Weitere Möglichkeit zur Rücknahme: Zählen Sie rückwärts von 10 bis 0, und werden Sie währenddessen immer wacher und wacher.

Beginnen Sie gleichzeitig, sich zu bewegen und zu strecken und dabei vielleicht auch zu gähnen – wie nach einem langen erholsamen Schlaf. Kneifen Sie die Augen zusammen und blinzeln Sie etwas, bis Sie entspannt, wach und frisch wieder aufstehen können.

4.5 Modifikationen des Verfahrens für Fortgeschrittene

Nach einiger Zeit des selbständigen Übens sind die meisten Probanden in der Lage, mit Hilfe von vereinfachten Jacobson-Verfahren, die mit weniger Zeitaufwand verbunden sind, die gleiche Entspannungstiefe wie mit dem klassischen Verfahren zu erreichen.

Später können sich die meisten Übungsteilnehmer dann in vergleichbar intensiver Weise auch durch das sogenannte Vergegenwärtigungsverfahren entspannen, bei dem keine muskuläre Anspannung mehr erforderlich ist. Man konzentriert sich beim Vergegenwärtigungsverfahren lediglich bewußt auf die einzelnen Muskelgruppen, nimmt die dort vorhandene muskuläre Spannung genau wahr und läßt die Muskeln dann bewußt vollständig locker werden.

Beim Zählverfahren schließlich konzentriert man sich nicht mehr auf einzelne Muskelgruppen, sondern entspannt den gesamten Körper auf einmal.

4.5.1 PM mit sieben Muskelgruppen (im Sitzen)

Die ursprünglich beim klassischen Verfahren verwendeten 16 Muskelgruppen werden zu sieben Muskelgruppen zusammengefaßt:

1. Die Muskeln des rechten Armes (bei Linkshänder des linken Armes) werden alle gemeinsam angespannt. Bilden Sie eine Faust, behalten Sie den Arm im Ellbogen etwa 45° gebeugt und drücken Sie ihn an den Körper heran oder auf die Lehne bzw. Unterlage herunter. Sind alle Armmuskeln angespannt? Verändern Sie möglicherweise nochmals die Position des Armes, um bei der Anspannung wirklich alle Armmuskeln zu erfassen. Anfangs kann es z.B. sinnvoll sein, den Unterarm in der Anspannungsphase etwa in Nabelhöhe vor den Bauch zu halten und bei der Anspannung die Schulter etwas nach unten zu ziehen.

2. Anspannung der Muskulatur des anderen Armes.

3. Die gesamte Gesichtsmuskulatur wird angespannt. Runzeln Sie die Stirn, kneifen Sie gleichzeitig die Augen zusammen, beißen Sie auf die Zähne und lassen Sie den Mund ganz breit werden, indem Sie die Mundwinkel zur Seite ziehen (Breitmaulfroschmund). Rümpfen Sie gleichzeitig die Nase.
Ist die gesamte Gesichtsmuskulatur jetzt angespannt? Gehen Sie andernfalls die einzelnen Muskelgruppen durch und verändern Sie nötigenfalls die Haltung des Kopfes, um sämtliche Gesichtsmuskeln so besser gleichzeitig anspannen zu können.

4. Spannen Sie die Nackenmuskulatur an. Ziehen Sie das Kinn leicht zur Brust und den Kopf etwas nach hinten und spannen Sie jetzt die Nackenmuskeln maximal an. (Diese Muskelgruppe entspricht der achten Muskelgruppe beim klassischen Verfahren.)

5. Die fünfte Gruppe umfaßt die Muskulatur der Schultern, des gesamten Brustkorbes und die Bauchmuskeln. Ziehen Sie die Schultern nach hinten und gleichzeitig etwas nach unten und lassen Sie den Bauch und die oberen Rückenpartien hart werden.
6. Die sechste Muskelgruppe besteht aus der gesamten Ober-, Unterschenkel- und Fußmuskulatur des rechten Beines (bei Linkshänder des linken Beines).
Beugen Sie die Zehen, bis die Fußmuskeln und die Waden angespannt werden, drehen Sie den Fuß leicht nach innen und drücken Sie mit der Außenkante der Fußsohle und mit der Ferse den Boden nach unten und spannen Sie dann, wenn der Fuß fest am Boden fixiert ist, zusätzlich noch die Oberschenkelmuskulatur fest an, so als wollten Sie den Fuß nach vorn von sich wegschieben.
7. Anspannung der Muskulatur des anderen Beines.
(Wenn Sie im Liegen üben, beugen Sie ebenfalls die Zehen, bis die Fuß- und Wadenmuskeln gespannt werden, strecken Sie die Füße nach unten, und drehen Sie sie vielleicht noch ein wenig einwärts. Spannen Sie die Oberschenkelmuskulatur an, indem Sie die Beine in den Knien maximal strecken.)

4.5.2 PM mit vier Muskelgruppen (im Sitzen)

Die ursprünglich beim klassischen Verfahren verwendeten 16 Muskelgruppen werden zu vier Muskelgruppen zusammengefaßt.

1. Die erste der gemeinsam angespannten Muskelgruppen besteht aus der Muskulatur der beiden Hände, Unterarme und Oberarme.
Ähnlich wie beim Entspannungsverfahren für sieben Muskelgruppen empfiehlt es sich dann, verschiedene Armstellungen auszuprobieren. Sollte es nicht gelingen, alle Muskelgruppen gleichzeitig anzuspannen, modifizieren Sie die Armstellung weiter. Winkeln Sie beide Arme im Ellbogen etwas an, bilden Sie mit Ihren Händen Fäuste und drücken Sie die Arme an den Körper heran und ziehen Sie die Schultern etwas nach unten. Nach einigem Üben gelingt es immer besser, alle zu dieser Muskelgruppe gehörenden Muskeln mit der Anspannung zu erreichen.

2. Die zweite Gruppe umfaßt die gesamte Gesichts- und Nackenmuskulatur. Verfahren Sie wie bei der dritten Gruppe des Entspannungsverfahrens für sieben Muskelgruppen und ziehen Sie zusätzlich das Kinn etwas in Richtung Brustbein und ziehen Sie den Kopf nach hinten oben. Sind alle Muskeln gleichzeitig angespannt? Verändern Sie, falls eine gleichzeitige Anspannung nicht sofort gelingt, noch etwas die Kopfstellung.
3. Die dritte Muskelgruppe besteht aus der Muskulatur des Brustkorbs, der Schultern, des gesamten Rückens und des Bauches. Verfahren Sie wie bei der fünften Gruppe des Entspannungsverfahrens für sieben Muskelgruppen.
4. Die vierte Gruppe besteht aus der Muskulatur beider Ober- und Unterschenkel sowie der Muskulatur beider Füße.
Beugen Sie die Zehen, bis die Fuß- und Wadenmuskeln gespannt werden, drehen Sie die Füße etwas nach innen, bis Sie mit der Außenkante der Fußsohle in den Boden hineindrücken können.
Üben Sie so viel Druck aus, daß die Füße fixiert sind und spannen Sie zusätzlich die Oberschenkelmuskulatur an, so als wollten Sie den Fuß auf dem Boden nach vorn von sich wegschieben. (Wenn Sie im Liegen üben, beugen Sie ebenfalls die Zehen, bis die Fuß- und Wadenmuskeln gespannt werden, strecken Sie die Füße nach unten, und drehen Sie sie vielleicht noch ein wenig einwärts. Spannen Sie die Oberschenkelmuskulatur an, indem Sie die Beine in den Knien maximal strecken.)

4.5.3 PM mit allen Muskelgruppen gleichzeitig

Die Progressive Muskelentspannung, mit allen Muskelgruppen gleichzeitig, kann nach einiger Übungserfahrung auch mit vier oder sieben Muskelgruppen versucht werden. Hier die Übungsanleitung:
Spannen Sie von den Zehenspitzen aufwärts den ganzen Körper fest an. Halten Sie die Spannung in allen Muskelgruppen (bis 5 zählen) und lassen Sie dann die Spannung los. Spüren Sie, wie sich der gesamte Körper jetzt wieder entspannt? Sind Sie jetzt entspannter als vorher? Wie atmen Sie jetzt? Was erleben Sie innerlich? Woran denken Sie? Welche Bilder gehen Ihnen durch den Kopf?

Spannen Sie nochmals die Muskulatur des ganzen Körpers maximal an und lassen Sie dann die Spannung los. Sollten sich einzelne Körperteile noch verspannt anfühlen, dehnen Sie sich noch etwas nach und lösen Sie so die restliche Spannung.

4.5.4 Vergegenwärtigungsverfahren

Das Vergegenwärtigungsverfahren ist eine Übungsvariante ohne Muskelanspannungsphasen, mit der man nach einiger Übung vergleichbare Entspannungstiefen erreichen kann wie mit den klassischen Verfahren. Ähnlich wie beim Autogenen Training (AT) nach J.H. Schulz wird mit einem mentalen Entspannungszugang gearbeitet. Die Übungsteilnehmer sollen sich auf bestimmte Muskelgruppen konzentrieren und den dort vorhandenen Spannungszustand genau wahrnehmen. Die bei den vorher dargestellten Übungen noch nötige Anspannung ist bei Fortgeschrittenen nicht mehr erforderlich. Auf ein bestimmtes Signal des Übungsleiters hin (z.b. „*jetzt*") wird die vorhandene Spannung losgelassen.

Der Übende konzentriert sich nacheinander auf die 16 einzelnen Muskelgruppen des klassischen Verfahrens (rechter Arm und rechter Unterarm; rechter Oberarm usw.).

Er soll die Spannung in jeweils einer Muskelgruppe für einige Augenblicke (10-15 Sek.) möglichst deutlich wahrnehmen. Anschließend soll alle Spannung, die noch in dieser Muskelgruppe zu spüren war, in einem Augenblick losgelassen werden.

Manchen Übungsteilnehmern fällt es schwer, von der aktiven Form der Progressiven Muskelanspannung auf das Vergegenwärtigungsverfahren ohne Muskelanspannung umzuschalten. Der Gruppenleiter kann dann folgende Anweisung geben: „Lassen Sie Ihre Muskeln *jetzt* locker, so locker wie Sie können. Erinnern Sie sich, wie es war, als Sie das letzte Mal intensiv entspannt und Ihre Muskeln gelockert haben. Was haben Sie gefühlt, gedacht, welche inneren Bilder tauchten auf? Können Sie sich an ein schönes Erlebnis angenehmer Ruhe, z.B. in der Natur, erinnern? Was haben Sie gesehen –, gehört –, gefühlt? Wie nehmen Sie jetzt ihre Muskeln wahr?"

Nach einigem Üben kann das Vergegenwärtigungsverfahren auch mit sieben und später mit vier Muskelgruppen durchgeführt werden.

4.5.5 Zählverfahren

Das Zählverfahren wird anfangs mit dem Vergegenwärtigungsverfahren kombiniert. Wenn die Übungsteilnehmer sich innerhalb einer Sitzung bereits gut entspannt haben, wird vor Beendigung der Übung z.b. folgende Anweisung gegeben:
„Während Sie nun weiter entspannt und locker auf Ihrer Unterlage liegen, werde ich von 1 bis 10 zählen. Lassen Sie bei jeder Zahl Ihre Muskeln vielleicht noch ein wenig lockerer und entspannter werden.

Eins, Füße und Beine, **zwei,** achten Sie darauf, wie Becken und Gesäß vielleicht noch entspannter werden, **drei,** der Bauch, **vier,** der Rücken, **fünf,** Brustkorb, **sechs,** Schultern, **sieben,** Hände und Arme, **acht,** der Nacken, **neun,** das Gesicht, **zehn,** der ganze Kopf."

Später kann dieses Verfahren ohne vorherige Progressive Muskelentspannung durchgeführt werden.

Zu einem späteren Zeitpunkt lernen die Übenden, sich nicht mehr auf bestimmte Muskelgruppen, sondern auf den gesamten Körper zugleich zu konzentrieren und den Entspannungsprozeß zeitlich noch weiter abzukürzen. Den meisten gelingt es, mit diesem Übungsablauf innerhalb von weniger als einer Minute tiefe Entspannungszustände zu erreichen.

4.6 PM-Übungsabläufe für bestimmte Alltagssituationen

Nachfolgend werden einige Übungsabläufe dargestellt, die besonders zur Anwendung in bestimmten Alltagssituationen geeignet sind. Gerade in manchen Situationen des Alltags steht man unter großem Streß und leidet nicht nur unter Hektik und Anspannung, sondern oftmals auch unter körperlicher Anspannung, bis hin zu schmerzhaften Verspannungen z.B. im Nacken oder im Rücken.

Hier haben sich die nachfolgenden Übungsabläufe bewährt. Probieren Sie die Übungen mehrmals aus, und wenden Sie sie in Ihrem Alltag möglichst regelmäßig an. Nach einiger Zeit können Sie dann diese Übungen weiter verändern und modifizieren, indem Sie bestimmte Teile weglassen oder andere hinzunehmen oder die Art und Weise der Anspannung und die Körperhaltung leicht verändern. Experimentieren Sie ein wenig, bis Sie den für Ihre Bedürfnisse und Ihre Alltagssituation optimalen Übungsablauf gefunden haben.

4.6.1 PM im Verkehrsstau

Fast jeder von uns hat schon einmal in einem Verkehrsstau gestanden. In manchen Ballungsgebieten gehört diese Erfahrung schon zur täglichen Routine.

Manche Menschen haben schon recht gut gelernt, sich auf eine solche Situation einzustellen und sie einigermaßen gelassen zu ertragen. Dennoch wird diese letztlich unberechenbare Situation, der man hilflos ausgeliefert ist und die mit weiteren unangenehmen und streßauslösenden Aspekten verbunden sein kann (Polizei und Krankenwagen mit Blaulicht, Sirenen; Anblick eines Unfalls usw.), immer auch mit einer gewissen inneren Anspannung verbunden sein, zumal vielleicht wichtige Termine platzen und man hilflos in der Autoschlange eingekeilt ist, ohne zu wissen, wie es nun weitergehen wird.

Zusätzlich zur inneren Anspannung kommt es auch zu einer körperlichen Anspannung, die sich vielleicht gerade in einer solchen Situation als schmerzhafte Verspannung, z.B. im Nacken oder in den Schultern bemerkbar macht.

Machen Sie sich in dieser Situation bewußt, daß Sie selbst vielleicht die äußeren Umstände nicht beeinflussen, wohl aber einen Einfluß auf die eigene innere Verfassung nehmen können. Die nachfolgende Übung soll Sie in die Lage versetzen, auch mit einer solch widrigen Situation besser als vorher umgehen zu können.

Übungsanleitung:

Lehnen Sie sich in Ihrem Sitz zurück. Suchen Sie eine möglichst bequeme und gleichzeitig gerade aufgerichtete Sitzhaltung. Ziehen Sie jetzt die Schultern hoch und beugen Sie die Arme (die Oberarme liegen am Brustkorb an, die Finger berühren die Schultern – rechte Hand an der rechten Schulter, linke Hand an der linken Schulter). Ballen Sie jetzt Fäuste, spannen Sie die Muskeln in den hochgezogenen Schultern, in den Armen und Händen maximal an und atmen Sie tief ein. Meistens entsteht ohnehin eine spontane Einatembewegung, die Sie jetzt nur zu unterstützen brauchen. Verstärken Sie die Anspannung vielleicht sogar noch ein wenig. Halten Sie sie für einige Sekunden und lassen Sie dann wieder los und atmen Sie aus. Lassen Sie beim Ausatmen die Schultern wieder nach unten fallen und Ihre Hände auf die Oberschenkel oder auf den Sitz neben die Oberschenkel fallen.

Wiederholen Sie diese Übung noch einmal. Sitzen Sie für einige Zeit aufrecht und möglichst locker in Ihrem Autositz und spüren Sie nach, was sich durch die Übung verändert hat.

Strecken Sie die Arme über Ihren Kopf nach hinten und stützen Sie Ihre Handflächen mit gleichzeitig gespreizten Fingern am Wagendach ab. Stützen Sie sich am Wagendach ab, und drücken Sie Ihren Körper, während der Rücken gleichzeitig gedehnt wird, nach unten zur Sitzfläche. Spannen Sie hierbei die Schulter-Arm- und Rückenmuskeln stark an und nehmen Sie wahr, wie der Druck steigt, den Sie mit Ihrer Gesäßfläche auf den Sitz ausüben.

Machen Sie eine kleine Pause. Atmen Sie aus. Spüren Sie nach. Erleben Sie bewußt, was sich verändert hat.

Umgreifen Sie jetzt von der Seite her mit beiden Händen das Steuerrad (bei 3.00 Uhr und bei 9.00 Uhr). Lassen Sie nun, während die Finger das Steuerrad fest umgreifen, die Ellbogen leicht gebeugt nach seitlich abstehen und üben Sie mit den Armen und den Schultern einen starken Druck nach innen aus, so als würden Sie das Steuerrad nach innen zusammendrücken. Steigern Sie hierbei die Anspannung der Muskulatur in den Händen, Armen und Schultern sowie auch der Muskulatur des Brustkorbes. Die Anspannung des großen Brustmuskels (M. pectoralis major) ist hier besonders deutlich spürbar. Pause – ausatmen – nachspüren.

Strecken und räkeln Sie sich in Ihrem Sitz, legen Sie den Hinterkopf an der Nackenstütze an, und drücken Sie mit dem Hinterkopf gegen Ihre Nackenstütze in Richtung nach hinten und unten. Bilden Sie gleichzeitig mit der gesamten Wirbelsäule einen Bogen, den Sie immer weiter anspannen, bis nur noch der Nacken und Teile der Halswirbelsäule und die untere Lendenwirbel- bzw. Kreuzbeingegend am Sitz anliegen. Spannen Sie die Rückenmuskulatur stark an, halten Sie die Spannung ein wenig und lassen Sie sich dann wieder in den Sitz sinken. Pause – ausatmen – nachspüren.

Bilden Sie mit der rechten Hand eine Faust und legen Sie sie locker in Nabelhöhe auf den Bauch, umgreifen Sie die rechte Hand mit der linken Hand. Drücken Sie nun gleichzeitig mit der zur Faust gespannten rechten Hand nach links, während Sie mit der linken Hand, die Faust umgreifend, dagegenhalten. Lassen Sie in beiden Händen, Armen und Schultern die Spannung maximal werden. Halten Sie die Spannung noch ein wenig und lassen Sie anschließend die Arme wieder ganz locker in den Schoß oder neben sich auf den Sitz fallen. Pause – Ausatmen – Nachspüren.

Bilden Sie jetzt mit der linken Hand eine Faust, die Sie in Nabelhöhe auf den Bauch legen und umgreifen Sie sie mit der rechten Hand. Drücken Sie die zur Faust gespannte linke Hand nach rechts, während Sie mit der rechten Hand dagegenhalten. Lassen Sie die Spannung maximal werden, halten Sie die Spannung noch ein wenig und lassen Sie die Hände anschließend wieder in den Schoß oder auf den Sitz neben sich fallen. Pause – ausatmen – nachspüren.

Kneifen Sie nun die Augen maximal zusammen und beißen Sie gleichzeitig auf die Zähne, während Sie zusätzlich den Mund ganz breit werden lassen (Breitmaulfrosch). Pause – ausatmen – nachspüren.

Blinzeln Sie anschließend ganz locker mit den Augen und schütteln Sie dann den Kopf mit leicht geöffnetem Mund in schneller Folge nach rechts und links, so daß die Lippen locker hin und her schwingen. Blasen Sie nun mit geschlossenem Mund die Backen und die Lippen maximal mit Luft auf. Lassen Sie Ihre Lippen und Wangen durch die Luft im Mundraum maximal dehnen. Runzeln Sie gleichzeitig die Stirn.

Diesen Teil der Übung können Sie auch vornübergebeugt ausführen, um nicht durch den etwas seltsamen Anblick, den Sie vielleicht bieten, Ihren Vordermann im Stau zu irritieren oder vielleicht sogar zu provozieren. Hierbei sollte z.B. ein Beifahrer auf Veränderungen im Verkehr achten.

Spannen Sie nun das Gesäß maximal an, der Rumpf wird hierbei meist von der Sitzfläche aus etwas nach oben gehoben. Steigern Sie die Spannung, halten Sie sie für einige Sekunden, bevor Sie sich wieder locker nach unten fallen lassen. Pause – Ausatmen – Nachspüren.

Ziehen Sie jetzt die Zehen kopfwärts und drücken Sie die Hacken nach unten in die Fußmatten. Lassen Sie hierbei eine maximale Spannung in der Waden- und Oberschenkelmuskulatur entstehen. Halten Sie die Spannung und lassen Sie nach einigen Sekunden wieder los. Pause – ausatmen – nachspüren.

Beugen Sie die Zehen jetzt maximal. Steigern Sie hierbei die Spannung in den Fuß- und Unterschenkelmuskeln, halten Sie die Spannung und lassen Sie anschließend die Spannung fallen. Pause – ausatmen – nachspüren.

Räkeln Sie sich anschließend im Sitz, gähnen Sie, wenn Sie möchten, drehen Sie den Kopf maximal nach rechts und lassen Sie dadurch vor allem Spannung in der Nackenmuskulatur entstehen. Drehen Sie anschließend in gleicher Weise den Kopf ganz nach links.

Spüren Sie zum Abschluß noch einmal nach, ob bestimmte Muskelgruppen noch angespannt sind und probieren Sie aus, wie diese Muskeln durch Dehnen, Spannen oder Körperdrehung gelockert werden können.

Entwickeln Sie mit der Zeit ein Gefühl dafür, was Ihr Körper braucht, um Verspannungen aufzulösen!

Möglicherweise können Sie in bestimmten Situationen während eines Staus auch einmal rechts heranfahren, einen Rastplatz aufsuchen, sich eine Pause gönnen und aus dem Auto aussteigen. Strecken Sie sich dann maximal, gähnen und räkeln Sie sich. Führen Sie Bewegungen aus, wie Sie sie morgens nach dem Aufstehen gewohnt sind.

Oftmals werden Sie erst durch eine körperliche Lockerung darauf aufmerksam, daß Sie eigentlich viel zu müde zum Weiterfahren sind. Achten Sie in diesen Situationen darauf, sich Ruhepausen oder sogar Schlafpausen zu gönnen.

4.6.2 PM bei Streß am Schreibtisch

In der westlichen Industriewelt stehen viele Menschen bei ihrer Arbeit unter ständigem Zeitdruck. Auf eine Vielzahl von Informationen und Signalen müssen sie schnell und optimal reagieren. Deshalb muß ein Höchstmaß an Konzentration über lange Zeit aufrechterhalten werden. Viele Menschen sind in dieser Situation nach einer gewissen Zeit innerlich angespannt. Die innere Daueranspannung kann oft schon nach kurzer Zeit zu körperlichen Verspannungen und auch zu ungünstigen psychischen Auswirkungen bis hin zum sogenannten Burn-out-Syndrom führen. Dennoch sind innerhalb der Arbeitsabläufe selbst keine Möglichkeiten vorgesehen, wie man die Anspannung wieder loswerden kann. Die folgende Übung soll ein Beispiel für einen Übungsablauf bei einer sitzenden Tätigkeit geben. Diese Übung dauert nur 3-5 Minuten. Man kann, wenn man diese Zeit nicht hat, auch eine der Anspannungsphasen herausgreifen und eben zwischendurch üben (3-5 Sekunden anspannen, anschließend etwas nachspüren).

Übungsanleitung

Ziehen Sie im Sitzen die Zehen kopfwärts und drücken Sie gleichzeitig die Fersen kräftig zum Boden. Steigern Sie die Spannung in den Waden und in den Oberschenkeln noch weiter. Halten Sie die Spannung. Lassen Sie anschließend die aufgebaute Spannung fallen und strecken und räkeln Sie sich im Sitzen. Machen Sie eine kleine Pause. Schließen Sie vielleicht kurz die Augen. Atmen Sie aus. Sitzen Sie aufrecht und gleichzeitig locker und entspannt. Spüren Sie nach. Erleben Sie bewußt, was sich verändert.

Kneifen Sie als nächstes die Gesäßmuskulatur zusammen, steigern Sie die Spannung bis zur maximal möglichen Anspannung dieser Muskeln und halten Sie die Spannung noch etwas. Lassen Sie die Spannung anschließend bewußt fallen. Pause – ausatmen – nachspüren.

Bilden Sie mit beiden Händen Fäuste (achten Sie darauf, daß die Daumen nicht von den Fingern umschlossen werden) und strecken Sie die Arme seitlich neben der Sitzfläche nach unten und drehen Sie die nach unten gestreckten Arme einwärts, bis die Handrücken ganz nach innen zum Körper gedreht sind. Die Schultern werden etwas nach hinten gezogen. Steigern Sie die Spannung in den Schultern und in der Armmuskulatur sowie in der Muskulatur der Hände. Halten Sie die Spannung noch etwas und lassen Sie sie dann fallen.

Lassen Sie die Arme jetzt für einige Sekunden locker nach unten hängen. Spüren Sie nach. Erleben Sie mit allen Sinnen, was sich verändert.

Spreizen Sie jetzt die Finger maximal und drehen Sie die Handflächen nach außen, bis sie vom Körper wegzeigen (die Daumen zeigen nach hinten). Ziehen Sie jetzt die Arme noch weiter nach unten und steigern Sie die Spannung in den Fingern, Armen und Schultermuskeln. Achten Sie darauf, daß die Schultern nach hinten gezogen werden, so daß sich die Schulterblätter einander nähern. Halten Sie die Spannung noch ein wenig und lassen Sie sie dann fallen. Pause – ausatmen – nachspüren.

Bewegen Sie den Hinterkopf nach hinten und oben und drücken Sie das Kinn zum Brustbein herunter. Lassen Sie den Nacken durch diese Bewegung länger werden und drücken Sie ihn etwas nach hinten. Lassen Sie anschließend die aufgebaute Spannung wieder fallen. Pause – ausatmen – nachspüren.

Machen Sie nun einige Grimassen und drehen Sie gleichzeitig die Arme gestreckt und mit gespreizten Fingern seitwärts. Drehen Sie die Handflächen nach oben (die Daumen zeigen nach hinten) und ziehen Sie die Schultern soweit es geht von der Wirbelsäule weg. Lassen Sie in den Finger-, Arm- und Schultermuskeln die Spannung maximal werden, halten Sie die Spannung ein wenig. Wenn Sie möchten, schneiden Sie andere Grimassen und kneifen Sie gleichzeitig die Augen kräftig zusammen. Halten Sie die Spannung ein wenig. Lassen Sie nun auch die Arme fallen. Pause – ausatmen – nachspüren.

Führen Sie nun den linken Arm hinter dem Kopf zur rechten Schulter (die Finger der linken Hand berühren die rechte Schulter). Wenden Sie nun Ihren Kopf etwas nach rechts und drücken Sie mit dem Kopf (meist liegt die Außenseite des Hinterkopfes an der Innenseite des linken Unterarms an) den Arm nach hinten und etwas nach außen, während Sie mit dem Arm dagegenhalten. Steigern Sie die Spannung und halten Sie sie anschließend für einige Augenblicke. Lassen Sie nun den linken Arm wieder neben sich seitlich in Richtung zum Boden hängen. Pause – ausatmen – nachspüren.

Nehmen Sie nun den rechten Arm und bewegen Sie ihn hinter dem Kopf zur linken Schulter, bis die Fingerspitzen das linke Schultergelenk berühren. Wenden Sie nun Ihren Kopf etwas nach links und drücken Sie mit dem Kopf den Arm nach hinten und etwas nach außen, während Sie mit dem Arm dagegenhalten. Lassen Sie anschließend den rechten Arm wieder seitlich vom Körper nach unten hängen. Pause – ausatmen – nachspüren.

Halten Sie für einige Augenblicke die Augen geschlossen und spüren Sie nach, ob es in Ihrem Körper weitere Bereiche (Muskelgruppen) gibt, die noch verspannt sind und die Sie dehnen möchten. Möglicherweise möchten Sie einzelne Muskelgruppen nochmals gezielt anspannen, um eine Lockerung zu erzielen.

Vielleicht möchten Sie sich jetzt auch noch strecken und im Stehen dehnen und räkeln. Wenn dies gut möglich ist, beginnen Sie sofort damit und achten Sie darauf, beim Strecken die Finger abwechselnd zu spreizen und wieder zu Fäusten zu ballen und sich ähnlich wie beim morgendlichen Aufstehen zu räkeln und zu dehnen.

4.6.3 PM in Sitzungen und Konferenzen

Bei Sitzungen, Konferenzen oder Vorträgen muß man sich meist für längere Zeit intensiv auf einen bestimmten Sachinhalt oder auch auf die Situation selbst konzentrieren. Wenn die geistige Aufnahmefähigkeit nach einer gewissen Zeit abnimmt, bemüht man sich innerlich um so mehr, gut aufzupassen. Diese innerliche Anspannung führt oftmals zu körperlicher Anspannung.

Man möchte sich gerne einmal kurz dehnen und strecken oder ganz einfach einmal für einen Moment „abschalten". Da man jedoch nicht durch intensive Verrenkungen und gymnastische Übungen auffallen möchte, spielt man vielleicht nervös mit dem Bleistift, wechselt die Sitzposition immer wieder o.ä. Letztlich bleibt man aber „auf seinen Verspannungen sitzen".

Es kann auch vorkommen, daß man nur aus Höflichkeit und um jemandem einen Gefallen zu tun, einen Vortrag oder eine Veranstaltung besucht, die einen eigentlich gar nicht interessiert. Man sieht vielleicht immer wieder auf die Uhr und erwartet ungeduldig und innerlich angespannt das Ende der Veranstaltung.

Ein in dieser Situation für viele recht gut geeigneter Übungsablauf soll zunächst Anregungen zur Bewältigung derartiger Situationen geben. Verwenden Sie vielleicht zunächst den nachfolgend aufgeführten Übungsablauf und modifizieren Sie ihn dann für Ihre eigenen Bedürfnisse.

Übungsanleitung:

Rücken Sie auf Ihrem Stuhl oder Sessel weit nach hinten, bis Ihr Bekken die Stuhllehne berührt und richten Sie sich nun gerade auf. Lassen Sie den Rücken ganz gerade und lang werden, neigen Sie den Kopf etwas nach vorn, so daß sich das Kinn in Richtung Brustbein bewegt und ziehen Sie gleichzeitig den Hinterkopf nach oben und etwas nach hinten. Der Nacken soll dadurch lang gestreckt werden. Ziehen Sie gleichzeitig die Schultern unmerklich nach hinten, so daß sich die beiden Schulterblätter einander nähern. Verstärken Sie jetzt die Streckung im Nacken und die Muskelspannung in den beiden Schultern und im Bereich der Brustwirbelsäule. Sollte durch diese Anspannung der Impuls zum Gähnen ausgelöst werden (ohne daß Sie tatsächlich für Ihr Umfeld sichtbar gähnen möchten), atmen Sie tief ein und halten Sie dabei die Muskelspannung aufrecht bis der Impuls zum Gähnen vollständig verschwunden ist.

Reduzieren Sie die Muskelspannung anschließend wieder zügig. Wiederholen Sie die Übungen, wenn Sie möchten, mehrmals, so lange, bis die Muskulatur in den angesprochenen Bereichen lockerer ist als vor der Übung.

Legen Sie nun den rechten Arm seitlich am Körper an. Umgreifen Sie mit der rechten Hand von außen her den Oberschenkel. Drücken Sie jetzt den rechten Arm an den Körper heran. Achten Sie darauf, daß die Schulter während dieser Übungsphase etwas nach hinten gezogen wird. Während der Anspannungsphase ist es ansonsten nicht erforderlich, eine bestimmte Körperhaltung oder Armstellung einzunehmen oder beizubehalten.

Wenn möglich, bilden Sie, statt den Oberschenkel zu umgreifen, mit der rechten Hand eine Faust, die Sie dann während der Anspannungsphase gegen den Oberschenkel drücken.

Bauen Sie bei dieser Übung zunächst etwas an muskulärer Spannung auf, verstärken Sie diese Spannung so wie es in der Situation möglich und angenehm ist, halten Sie die Spannung und lassen Sie sie anschließend zügig wieder fallen.

Nachdem Sie die Übung einige Male mit dem rechten Arm durchgeführt haben, wechseln sie anschließend zum linken Arm.

Lehnen Sie nun den Oberkörper etwas nach vorn und stellen Sie die Füße geschlossen nebeneinander auf den Boden. Ober- und Unterschenkel sollten beim ersten Üben geschlossen sein und sich berühren. Die Kniegelenke sollten etwa 90° gebeugt sein. Drücken Sie nun das rechte Bein in den Boden und bringen Sie den Oberkörper über die Stelle, an der Sie „den Boden eindrücken". Sie können bereits beim ersten Üben gleichzeitig die Zehen beugen und die Fußmuskulatur anspannen. Modifizieren Sie Ihre Oberkörperhaltung und die Stellung des rechten Fußes, bis Sie eine für Sie angenehme Sitzposition erreichen, in der Sie Spannung in der gesamten Beinmuskulatur aufbauen können.

Nach einiger Übung können Sie, indem Sie sich zusätzlich mit einem oder beiden Armen auf dem Knie abstützen, Spannung in den Armen, Schultern und im gesamten Oberkörperbereich aufbauen.

Alternativ zum Abstützen mit den Armen ist es möglich, das linke Bein gegen das rechte Bein zu drücken. Hierbei liegt wie zu Anfang der Übung der linke Oberschenkel am rechten Oberschenkel und das linke Knie am rechten Knie sowie der linke Fuß am rechten Fuß an.

Sie können, wenn dies für Sie angenehmer ist, das linke Bein locker über das rechte Bein überschlagen oder auch in einer anderen für Sie angenehmen Stellung belassen.

Drücken Sie nun mit dem linken Bein in den Boden und verfahren Sie ebenso wie mit der rechten Seite. Es kommt ganz besonders darauf an, daß Sie die Körperhaltung immer wieder modifizieren, bis Sie eine für Sie selbst angenehme Übungshaltung gefunden haben.

Spannen Sie nun die Gesäßmuskulatur an. Vielleicht wird Ihr Körper hierdurch etwas aus dem Sitz gehoben. Wenn Sie möchten, daß dies ihrem direkten Umfeld möglichst wenig auffällt, empfiehlt es sich, die Spannung ganz allmählich, also etwa über fünf Sekunden hinweg zu steigern.

Ziehen Sie nun nochmals beide Schultern nach hinten und etwas nach unten, so daß Spannung im Schulter-, Oberarm- und Brustkorbbereich entsteht. Wenn Sie spontan einen Impuls verspüren zu gähnen, atmen Sie maximal ein und halten die Luft ein wenig an.

Dehnen und strecken Sie weitere Muskelgruppen, die jetzt vielleicht noch angespannt sind.

Im Verlauf dieser Übung entwickeln Sie eine meist deutlich für Sie selbst wahrnehmbare Verbesserung Ihrer Körpersensibilität. Dies kann auf Dauer dazu beitragen, daß Verspannungen zunehmend weniger häufig und intensiv auftreten. Oftmals gelingt es schon beim ersten Üben, körperliche Verspannungen zu lösen und auch innerlich lockerer und ruhiger zu werden.

4.7 Neueste Entwicklungen

Eine Arbeitsgruppe aus Medizinern, Psychologen, Pädagogen und anderen im Gesundheitswesen Tätigen beschäftigt sich im Verein für Humanistische Psychologie und im IPEG-Institut Heidelberg schon sehr lange mit neuen Psychotherapiemethoden und der Entwicklung neuer Konzepte zur Gesundheitsbildung.

Im Bereich der Entspannungsverfahren hatten wir immer wieder die Beobachtung gemacht, daß bestimmte Therapeuten unabhängig von der Methode, die sie lehrten, ihren Klienten den Zugang zur Entspannung besonders gut vermitteln konnten. Andererseits gab es bestimmte Klienten („fite Entspanner"), denen es unabhängig von der jeweiligen Vorerfahrung besonders gut gelang, ein neues Entspannungsverfahren zu lernen. Aufgrund dieser Beobachtungen untersuchten wir das Vorgehen der erfolgreichen Entspannungstherapeuten genauer. Wir stellten dabei fest, daß sie teilweise, ohne dies bewußt zu tun, das von ihnen vermittelte Verfahren leicht abwandelten und Entspannungszugänge aus anderen Entspannungs- oder Psychotherapieverfahren in die klassische Methode „einbauten". In einer wissenschaftlichen Arbeit (Knörzer, Schley, Olschewski 1992) haben wir ein „Überblicksmodell der Entspannungsverfahren" vorgestellt und für alle bekannten Entspannungsmethoden drei unterschiedliche Hauptzugänge zur Entspannung unterschieden:

- **atmungszentriert**
  IPEG-Atementspannung, westliche Schulen, z.B. Middendorf, östliche Schulen
- **körperzentriert**
  Progressive Muskelentspannung, Entspannungsmassageformen, Qigong, Yoga, Kum Nye
- **mental**
  Autogenes Training, Phantasiereisen, katathymes Bilderleben, mentales Training

Bei jeder Methode spielen alle drei Zugänge eine unterschiedliche Rolle. Bei der klassischen Progressiven Muskelentspannung wird das Arbeiten mit der Atmung und auch mit mentalen Vorstellungen nicht erwähnt und ist allenfalls von untergeordneter Bedeutung. Im PM-Buch von Bernstein und Borkovec 1973 ist zumindest von der Atmung immer wieder die Rede.

In unserer Arbeit ging es nun darum, die klassischen Entspannungsverfahren zu modifizieren, indem wir den jeweils nicht oder aus unserer Sicht zu schwach vertretenen Entspannungszugang bewußt hinzugefügt haben. Dies bedeutete für die PM, daß Interventionen aus der

Atementspannungstherapie und Elemente aus mentalen Entspannungsübungen und Phantasiereisen eingebaut wurden. Die Übungsteilnehmer werden bei diesen neuen Varianten der PM aufgefordert, in den Pausen zwischen den Anspannungsphasen in bestimmter Weise auf die eigene Atmung zu achten (und weiter mit der Atmung zu arbeiten) oder sich mit bestimmten vorgegebenen oder vom Übenden zu entwickelnden mentalen Vorstellungen zu beschäftigen. Erwartungsgemäß ließ sich auch bei Personen, die zuvor Schwierigkeiten beim Erlernen eines Entspannungsverfahrens hatten, und bei Patienten mit schmerzbedingten bzw. durch eine Erkrankung verursachten Entspannungsproblemen, zuverlässig ein Entspannungszustand erreichen. Erleben, Bestätigen und Einüben selten erlebbarer bzw. neuer Wahrnehmungsqualitäten war über diesen mehrdimensionalen Zugang leichter möglich.

Auch neue Erkenntnisse aus der tiefenpsychologischen Forschung im Bereich der Humanistischen Psychologie, insbesondere aus dem Bereich des sog. Neurolinguistischen Programmierens (NLP), wurden hierbei miteinbezogen. Nach diesen Erkenntnissen verarbeiten verschiedene Personen Informationen in unterschiedlicher Weise. Manche Menschen müssen sich ein „Bild von einer Sache machen", andere sich „auf etwas einstimmen", wieder andere „ein Gefühl dafür bekommen" oder „in die Sache hineinschmecken" usw. Sog. „fite Entspanner" (s.o.) sind nach unserer Beobachtung in der Regel Menschen, die sich in allen Repräsentationssystemen gleich gut zu Hause fühlen. Die optische, akustische, kinästhetische und olfaktorische Erfahrungsdimension einer Entspannungsreise wurden nun auch von uns bewußt ausformuliert, um allen Übenden den Zugang zu diesem Erlebnis zu erleichtern. Auch die bewußte Veränderung des Blickwinkels oder der Bezugsebene (die ganze Szene um sich herum wahrnehmen, ohne etwas Bestimmtes zu fixieren; ein Detail herausgreifen und ganz intensiv erleben; beides gleichzeitig im Bewußtsein haben; mehrdimensionales Bewußtsein) kann für das Erreichen und Aufrechterhalten eines Entspannungszustandes wichtig sein.

Einmal „abzuschalten", das Umfeld zurücktreten und weniger wichtiger werden zu lassen, ganz bei sich selbst zu sein, ist das erste Ziel von Entspannung an sich. Zusätzlich geht es bei den neuen Verfahren darum, neue Erfahrungen auch in bisher nicht bekannten Erlebnisdimensionen zu machen und diese im Alltag umzusetzen, sie sich „einzuverleiben". Somit sind diese neuen Verfahren ein wichtiger Schritt in Richtung auf eine ganzheitliche Gesundheitsbildung durch Erfahrung und Persönlichkeitswachstum.

Beispiele für die konkrete Umsetzung dieser Dinge finden Sie in den nachfolgenden Übungsanleitungen.

Sie können während der Übung eine Entspannungsmusik anhören, wenn Sie möchten. Es ist jedoch auch sehr angenehm, ganz für sich und von Ruhe umgeben zu üben.

Musikbeispiele:
Steven Halpern: Comfort Zone, Dawn, Eventide
Halpern/Horn: Connections
Shawkie Roth: You are the Ocean I und II

4.7.1 Unterbauch- und Beckenentspannung im Liegen (PM-Atemvertiefung)

Die nachfolgende Übung beschäftigt sich mit den für die Atemvertiefung und für das Zulassen von entspannter Bauchatmung wichtigsten Muskelgruppen, den Bauchmuskeln und den Gesäß- und Beckenmuskeln. In den Pausen zwischen den Anspannungsphasen werden Anweisungen zur Beobachtung des Atems und der Veränderungen der Atmung und des inneren Erlebens durch die Übung sowie durch die Beobachtung selbst gegeben.

Legen Sie sich lang ausgestreckt auf einer Matte oder einer gefalteten Decke auf den Rücken. Strecken Sie die Arme nach oben und legen Sie sie seitlich oberhalb des Kopfes (wenn dies unbequem ist auch neben dem Körper) auf dem Boden ab. Spreizen Sie die Finger. Strecken Sie gleichzeitig die Zehen ganz weit nach unten weg. Atmen Sie tief aus, lassen Sie Ihren Körper bei jedem Ausatmen lockerer werden, und lassen Sie sich bewußt von der Unterlage tragen.

Spannen Sie die **Bauchmuskeln** an, so als ob Sie die Beine gleich vom Boden abheben würden. Wenn Sie sehr sportlich sind, heben Sie die gestreckten Beine etwa 15 cm vom Boden ab, und halten Sie sie für 5-20 Sek. (wenn Sie sehr gut trainiert sind 20-30 Sek.). Achten Sie darauf, die Lendenwirbelsäule nicht zu belasten. Legen Sie die Beine anschließend ab, und lassen Sie sich einige Atemzüge lang ganz locker auf die Unterlage heruntersinken. Lassen Sie die Atemluft aus sich heraussinken, und geben Sie dabei gleichzeitig das Gewicht an die Unterlage ab. Lassen Sie sich von der Unterlage tragen. Wiederholen Sie die Übung nochmals.

Spannen Sie jetzt die **Gesäßmuskeln** fest an. Das Becken hebt sich durch diese Anspannung ein wenig. Halten Sie die Spannung für 5-10 Sek. oder, wenn Sie sportlich geübter sind, für 15-20 Sek. Lassen Sie die Spannung dann fallen, und liegen Sie locker auf der Unterlage. Geben Sie Ihr Gewicht ganz bewußt an die Unterlage ab.

Wiederholen Sie die Übung nachdem Sie einige Atemzüge lang pausiert haben.

Es kann sein, daß Sie jetzt ein zusätzliches Polster im Lendenwirbelsäulenbereich oder im Nacken benötigen. Es kann auch sein, daß die Wirbelsäule durch die jetzt erfolgte Lockerung der Muskulatur gestreckt werden möchte. Ziehen Sie die Knie etwas an, und stellen Sie die Füße auf den Boden. Heben Sie jetzt das Becken vom Boden ab und ziehen es etwas fußwärts. Wenn Sie die Beine jetzt ablegen, wird die Wirbelsäule weiter gestreckt.

Atmen Sie tief aus, und lassen Sie sich dann bewußt, während der Ausatemzug von Mal zu Mal vielleicht noch länger wird, immer lockerer auf die Unterlage sinken. Sie nehmen vielleicht auch gleichzeitig eine zunehmende Lockerung der Muskulatur wahr.

Spüren Sie, wie der Beckenboden sich mit dem Einatmen nach unten verschiebt und mit dem Ausatmen wieder zurückfedert, wie sich der Unterbauch ganz langsam beim Einatmen hebt und beim Ausatmen wieder senkt. Ganz automatisch stellt sich während dieser Übung bei den meisten Menschen mehr und mehr die Bauchatmung ein. Sie können vielleicht auch gleichzeitig eine zunehmende Lockerung der Muskulatur in allen Körperregionen wahrnehmen.

Sie können, wenn Sie möchten, eine Hand auf den Rippenwinkel (Magengegend) und/oder die andere Hand auf den Unterbauch legen, um noch genauer nachzuspüren und dadurch die Entspannung vielleicht sogar noch zu verstärken.

Stellen Sie fest, ob der Körper von selbst atmet oder ob Sie „Luft holen". Lassen Sie die Luft ganz aus sich heraussinken. Lassen Sie nach dem Ausatmen eine kleine Pause entstehen, und achten Sie darauf, ob der Körper von selbst einatmet oder ob zumindest ein Einatemimpuls entsteht.

Spüren Sie mit geschlossenen Augen Ihren Körper, nehmen Sie wahr, welche Bilder Sie vor Ihrem inneren Auge sehen und was Sie sonst noch wahrnehmen.

Viele Menschen haben jetzt das Gefühl, „ganz bei sich selbst", ganz gelassen, innerlich friedlich, fast schwerelos schwebend und locker zu sein.

Was nehmen Sie selbst wahr? Kommen Sie nun in Ihrer eigenen Geschwindigkeit aus dieser Entspannungsübung zurück, indem Sie sich ganz behutsam zu bewegen und zu dehnen beginnen. Bringen Sie Finger und Zehen in Bewegung, beginnen Sie, bereits tiefer einatmend, sich zu räkeln, zu strecken und ganz intensiv zu dehnen. Lassen Sie auch Gähnen zu, wenn es von selbst kommt. Nehmen Sie zum Schluß mehr und mehr Spannung in Ihrem Körper auf, kneifen Sie die Augen fest zusammen, blinzeln sie hinterher, und kommen Sie dann wach und entspannt wieder zurück aus dieser Übung.

4.7.2 Vom Fuß bis zum Gesicht – angenehmer Ort

In den Pausen zwischen den Anspannungsphasen wird die Anweisung für ein mehrdimensionales (mit allen Sinnen) Erleben eines angenehmen Ortes gegeben. Man kann später mit sieben oder mit vier Muskelgruppen üben.

Suchen Sie sich eine bequeme Liegeposition. Spüren Sie Ihren ganzen Körper, wie er auf der Unterlage liegt, spüren Ihren Atem, wie er gleichmäßig ein- und ausströmt. Vielleicht spüren Sie auch die Temperatur der Luft, die beim Einatmen langsam in den Brustkorb aufgenommen wird und beim Ausatmen wieder aus Ihnen heraussinkt.

Während Sie einatmen heben sich der Brustkorb und die Bauchdecke gleichmäßig und senken sich beim Ausatmen. Lassen Sie sich bei jedem Ausatmen ein wenig lockerer auf die Unterlage sinken. Stellen Sie sich vor, Sie geben das Gewicht des Körpers mehr und mehr an die Unterlage ab und lassen sich tragen. Vielleicht wird sich die Atembewegung auch ein wenig mehr vertiefen, je lockerer und entspannter Sie werden.

Nehmen Sie wahr, wo Ihr Körper Kontakt zur Unterlage hat. Gehen Sie die verschiedenen Körperregionen nacheinander in Ihrem eigenen Rhythmus durch. Spüren Sie, wie der Körper an dieser Stelle auf der Unterlage ruht. Was nehmen Sie sonst noch wahr in Hinterkopf – Schulterbereich – Armen – Rücken – Becken – Beinen - Füßen?

Spüren Sie nach, ob Sie so gut liegen oder ob Sie noch etwas ändern möchten.

Denken Sie nun an einen angenehmen Ort (z.B. einen Urlaubsort), wo Sie jetzt gerne wären. Schließen Sie die Augen, und stellen Sie sich dann vor, daß Sie gerade jetzt dort sind. Lassen Sie innerlich ein Bild von diesem Ort aufsteigen, wie Sie ihn in einem schönen Augenblick erlebt haben.

Stellen Sie sich den angenehmen Gefühlszustand, der zu diesem Ort gehört, innerlich bewußt vor. Welche Naturgeräusche, Klänge, Stimmen usw. sind dort zu hören? Stellen Sie es sich genau vor. Gibt es etwas zu tasten und zu fühlen (Gras, Sand etc.) oder zu riechen (frische Bergluft, Seeluft, Blumenduft)? Wie fühlen Sie sich?

Lassen Sie uns eine Reise durch den Körper unternehmen.

Spannen Sie jeweils **eine** der nachfolgend genannten **Muskelgruppen** für sich **3-5 Sekunden** lang ganz **intensiv** an und lassen Sie sie **anschließend sofort wieder ganz locker** werden. Liegen Sie danach **20-30** Sekunden entspannt auf Ihrer Unterlage und wenden Sie sich innerlich bewußt dem angenehmen Ort zu und den Eindrücken, die Sie **mit dem inneren Auge** sehen, dem, was Sie wahrnehmen, wenn Sie **in sich hineinhören** und was Sie **fühlen**, vielleicht auch was Sie **riechen** oder **schmecken**. Lassen Sie sich soviel Zeit wie Sie brauchen, um alles ganz deutlich wahrnehmen und auch genießen zu können.

Gehen Sie **dann** weiter und spannen Sie die **nächste** genannte Muskelgruppe an.

Rechter Fuß – rechter Unterschenkel
Zehen nach unten in Richtung Fußsohle krümmen, Fußsohle in Richtung Boden spannen und Wadenmuskeln hart werden lassen und anspannen.
3-5 Sekunden Spannung halten. *Jetzt* loslassen.
Nehmen Sie in Ihrer Phantasie (mit dem inneren Auge) die Bilder an Ihrem angenehmen Ort wahr. Spüren Sie, was es dort zu fühlen gibt, riechen Sie die Luft, und hören Sie die Geräusche oder die Stille an diesem Ort.

Rechter Oberschenkel
Bein im Kniegelenk strecken. Oberschenkelmuskel dabei hart werden lassen, Spannung halten, sogar noch ein wenig intensiver werden lassen.
Jetzt loslassen und entspannen.
Gönnen Sie sich wieder eine kleine Pause, und denken Sie an Ihren angenehmen Ort.
Lassen Sie sich beim Ausatmen locker auf die Unterlage sinken. Nehmen Sie die inneren Eindrücke deutlich wahr?
Spüren Sie einen Unterschied zwischen dem rechten und dem linken Bein?
Fühlt sich ein Bein im Vergleich zum anderen vielleicht ein wenig länger oder schwerer, kräftiger, leichter, lebendiger, wärmer usw. an?

Linker Fuß und Unterschenkel (wie rechte Seite)
Nehmen Sie Ihren angenehmen Ort ganz deutlich wahr ...

Linker Oberschenkel (wie rechte Seite)
Vergleichen Sie nochmals Ihre Wahrnehmung vom rechten und linken Bein. Sind jetzt noch Unterschiede feststellbar?
Angenehmer Ort ...

Gesäßmuskulatur
Po fest zusammenkneifen, Gesäßmuskeln ganz fest anspannen; das Becken hebt sich etwas von der Unterlage ab.
Lassen Sie den Körper mit der Ausatembewegung locker auf die Unterlage sinken, und erspüren Sie, während Sie an Ihren angenehmen Ort denken und innere Bilder, Gefühle und auch Geräusche, Klänge oder einfach nur Stille wahrnehmen, ob der Körper ganz von selbst einatmet, ohne daß Sie bewußt Luft holen müssen.

Bauchmuskulatur
Beine gestreckt einige Zentimeter vom Boden abheben (nur wenn Sie gut trainiert sind und die Lendenwirbelsäule nicht belasten), ansonsten Bauchmuskeln anspannen bis sich die Beine fast vom Boden abheben.
Angenehmer Ort ...

Schultern und Arme
Schultern nach unten ziehen, beide Schulterblätter auf dem Rücken nach innen aufeinander zu bewegen, Arme am Körper entlang nach unten strecken, Finger spreizen, Arme nach außen drehen (Daumen nach außen und Handfläche zur Decke zeigend). Schulter- und Armmuskulatur fest anspannen.
Angenehmer Ort ...

Hände und Unterarme
Mit den Händen Fäuste bilden; Daumen außen vor den Fingern gebeugt liegend, die nach unten gestreckten Arme werden nach innen gedreht, Handrücken liegen dem Oberschenkel an (evtl. Handrücken nach innen gegen die Oberschenkel drücken).
Angenehmer Ort ...

Oberarm
Arm 30-60° beugen (ausprobieren, welcher Winkel angenehm ist), Fäuste bilden und Oberarmmuskeln sowie auch Hand- und Unterarmmuskeln fest anspannen.
Anschließend Arme wieder zu Boden sinken lassen.
Angenehmer Ort ...

Nackenbereich
Schultern fast bis zum Ohr hochziehen, Hinterkopf nach unten gegen die Unterlage drücken. Nach dem Anspannen zunächst Nacken und Schultern ein wenig dehnen, dann lockerlassen.
Angenehmer Ort ...

Gesicht
Augen fest zukneifen, Lippen zusammenpressen, evtl. zusätzlich „Breitmaulfroschmund". Anschließend Gesicht lockern, indem Sie verschiedene Grimassen ziehen.
Angenehmer Ort ...

Kinn-, Brust- und Halsbereich
Kinn zum Brustbein ziehen, Halsmuskulatur fest anspannen, Fäuste bilden, Arm-, Schulter- und große Brustmuskeln anspannen.
Angenehmer Ort ...

Rückenmuskulatur
Hinterkopf und Schultergegend gegen die Unterlage drücken, Rückenmuskulatur spannen
Angenehmer Ort ...

Option: Alle Muskeln zusammen
Spannen Sie zum Abschluß noch einmal alle Muskelgruppen des Körpers an (zweimal 3-5 Sekunden).

Nehmen Sie anschließend nochmals mit allen Sinnen Ihren angenehmen Ort wahr. Welche Veränderungen sind in Ihnen vorgegangen? Was erleben und denken Sie jetzt? Wie fühlt sich Ihr Körper jetzt an?

Rücknahme:
Beginnen Sie nun, die kleinen Finger- und Zehengelenke ein wenig zu bewegen. Bewegen Sie dann auch die Hand- und Fußgelenke, dann die größeren Gelenke, Knie- und Ellbogengelenke, und beginnen Sie sich zu strecken und zu räkeln, tiefer einzuatmen, den ganzen Körper zu dehnen. Gähnen Sie, wenn Sie möchten, und kneifen Sie schließlich die Augen fest zusammen und spannen nochmals alle Muskeln des Körpers gleichzeitig fest an, bevor Sie wach und entspannt wie nach einem erholsamen Schlaf wieder zurückkommen.

4.7.3 Körperreise mit allen Sinnen – angenehmes Erlebnis

Zusätzlich zur inneren Wahrnehmung eines angenehmen Ortes geht es bei dieser Übung um die innerliche Vergegenwärtigung eines angenehmen Erlebnisses.

Liegen Sie bequem und locker auf Ihrer Unterlage. Lassen Sie sich ganz locker auf die Unterlage sinken, lassen Sie dabei den Atem ganz aus sich herausfließen, und erleben Sie, in sich hineinspürend und hineinhörend, ob die Einatembewegung vielleicht ganz von selbst kommt.

Stellen Sie sich jetzt auch einen angenehmen Ort vor (z.B. eine Naturszene, einen Urlaubsort o.ä.) Lassen Sie (mit geschlossenen Augen) ein schönes Bild von diesem Ort vor Ihrem inneren Auge entstehen. Nehmen Sie die angenehmen Klänge oder Naturgeräusche, die für Sie zu diesem Ort gehören, in Ihrer Vorstellung wahr, und erleben Sie den angenehmen inneren Gefühlszustand ganz deutlich.

Denken Sie an ein angenehmes, **schönes Erlebnis,** *hören Sie in sich hinein und schließen Sie die Augen. Lassen Sie die inneren Bilder zu diesem Erlebnis auftauchen, und erleben Sie, wie wohl Sie sich fühlen. Nehmen Sie die angenehmen Empfindungen möglichst intensiv wahr.*

Wie haben Sie sich damals gefühlt? Haben Sie gestanden, gesessen oder lagen Sie z.B. auf einer Wiese, am Strand ...?

Spüren Sie, wie sich die Unterlage (Gras, Sand etc.) anfühlt? Ist die Luft frisch und klar? Hören Sie Naturgeräusche, Stimmen, Stille?

*(***Option:** *Gibt es etwas, was diese Situation noch „verschönern" könnte? Probieren Sie aus, wie es wäre, wenn Sie Gegenstände, Menschen, Vogelstimmen, Naturgeräusche usw. in die Wahrnehmung Ihres angenehmen Ortes „einbauen". Vielleicht möchten Sie einzelne Dinge weglassen. Probieren Sie aus, was sich für Sie am angenehmsten anfühlt.)*

Nachdem Sie sich in Ihrer Phantasie auf eine angenehme Szene eingestellt haben und die verschiedenen Sinneseindrücke (was Sie sehen, hören und füh-

len) bewußt wahrgenommen haben, beginnen Sie jetzt mit der Progressiven Muskelentspannung.

Spannen Sie eine der nachfolgend genannten **Muskelgruppen** jeweils für sich **3-5 Sekunden** lang ganz **intensiv an,** und lassen Sie sie **anschließend sofort wieder ganz locker werden.** Liegen Sie **danach 20-30 Sekunden entspannt** auf Ihrer Unterlage, und wenden Sie sich bewußt dem angenehmen Ort zu und den Eindrücken, die Sie mit **dem inneren Auge sehen,** dem, was Sie wahrnehmen, wenn Sie **in sich hineinhören** und was Sie **fühlen.**

Gehen Sie dann weiter und spannen Sie die nächste genannte **Muskelgruppe** an.

Beginnen Sie jetzt mit der
- rechten Hand und dem rechten Unterarm
  (3-5 Sekunden Muskeln anspannen und *jetzt* loslassen,
  20-30 Sekunden *Pause* – (Naturphantasie, schönes Erlebnis)

Wenden Sie nun ganz bewußt Ihre Aufmerksamkeit Ihrem angenehmen Erlebnis zu.
(Vielleicht möchten Sie jetzt aber auch eine andere angenehme Erfahrung oder ein anderes Erlebnis möglichst intensiv erleben. Wenden Sie sich dann diesem Erlebnis zu, und gehen Sie in gleicher Weise vor wie bei der ersten Szene.)

Wiederholen Sie die Anspannungsphase, wenn Sie möchten, jetzt noch einmal.

Gehen Sie in gleicher Weise weiter die folgenden Muskelgruppen durch:
- rechter Oberarm und rechte Schulter
- linke Hand und linker Unterarm
- linker Oberarm und linke Schulter
- Nacken und Schultern
- Gesicht und Hinterkopf
- Brustkorb
- Bauch
- Lendengegend
- Gesäßgegend
- rechter Oberschenkel und rechter Unterschenkel, rechter Fuß
- linker Oberschenkel und linker Unterschenkel, linker Fuß.

(**Option:** *Was brauchen Sie, damit es noch angenehmer für Sie wird? Was wünschen Sie sich jetzt? Was brauchen Sie noch, damit es für Sie noch angenehmer, entspannter usw. wird? Lassen Sie es in Ihrer Phantasie geschehen.*

Gönnen Sie sich eine kleine Pause an Ihrem angenehmen Ort. Haben Sie jetzt noch einen Wunsch oder einen Traum in dieser Situation? Lassen Sie ihn in Ihrer Phantasie wahr werden.)

Bleiben Sie, wenn Sie möchten, noch ein wenig liegen. Wenn Sie aus diesem Entspannungszustand zurückkommen möchten, bewegen Sie zunächst die kleinen Finger und die Zehengelenke. Kommen Sie dann zu den größeren Hand-, Arm-, Ellbogen-, Knie-, Schulter- und Hüftgelenken, indem Sie – immer tiefer einatmend – sich dehnen, räkeln und strecken wie nach einem mehrstündigen erholsamen Schlaf, Spannung in den Körper zurückbringen, schließlich die Augen zusammenkneifen, blinzeln, sich nochmals strecken und wieder ganz zurückkommen.

4.7.4 Atmung, Körpergefühle, innere Wahrnehmung

Bei der nachfolgenden Übung stehen Atmung und Körpergefühle und die selbständige Veränderung körperlicher und anderer Erlebnisqualitäten im Vordergrund.

Suchen Sie sich eine bequeme Sitz- oder Liegeposition. Dehnen, strecken und räkeln Sie sich nach Herzenslust, so etwa wie eine Katze nach dem Mittagsschlaf.

Bei der nachfolgenden Progressiven Muskelentspannung werden nach und nach verschiedene Muskelgruppen des Körpers für fünf Sekunden lang angespannt. Anschließend wird die Spannung augenblicklich losgelassen. Der zuvor angespannte Körperteil wird sich in der Regel deutlich lockerer anfühlen als vor der Anspannung. Achten Sie auch auf andere Wahrnehmungen. Manche Übende beschreiben, daß sich ein Körperteil nach dem Anspannen und Loslassen schwerer, länger, tiefer in den Boden eingesunken, besser durchblutet und wärmer, aber auch leichter oder z.B. angenehm kühl anfühlt.

Führen Sie die Anspannung nochmals durch, und achten Sie nach dem Loslassen auf die Atmung. Lassen Sie die Atemluft ganz aus sich herausfließen. Je lockerer der Körper wird, desto mehr Ausatemluft strömt aus ihm heraus. Wenn Sie anschließend eine kleine Pause entstehen lassen, kann es dazu kommen, daß der Körper von selbst einatmet, ohne daß Sie aktiv „Luft holen" müssen. Vielleicht müssen Sie die spontane Einatembewegung des Körpers anfangs noch ein wenig unterstützen. Meistens stellt sich jetzt von selbst eine entspannte Bauchatmung ein. Achten Sie darauf, wie sich der Bauch (insbesondere der Unterbauch) hebt, wie der Beckenboden nach unten geschoben wird und sich der gesamte Bauch wie ein Luftballon aufbläht und beim Ausatmen wieder zurückfedert.

Manche Menschen erleben diesen Atmungsprozeß, als würde sich der ganze Körper (oder Teile des Körpers) mit dem Einatmen z.B. wie ein Luftballon ausdehnen und mit dem Ausatmen wieder zurückfedern.

Lassen Sie sich auf die Unterlage heruntersinken. Lassen Sie sich von der Unterlage tragen. Geben Sie das ganze Körpergewicht an die Unterlage ab. Lassen Sie die Atemluft aus sich heraussinken.

Bilden Sie nun **Fäuste** (die Daumen liegen vor den gebeugten anderen Fingern), strecken Sie die Arme nach unten, drehen Sie die Fäuste nach innen, und drücken Sie die **Handrücken** der gespannten Fäuste und die Unterarme nach

innen **gegen den Oberschenkel und das Hüftgelenk.** Spannen Sie auch Schulter- und Brustmuskulatur an.
Anspannung ca. 5 Sekunden halten – loslassen.

Vielleicht spreizen Sie anschließend die Finger und strecken die Arme nach unten und außen, so daß die angespannten Muskeln noch ein wenig nachgedehnt werden. Legen Sie die Arme wieder locker neben den Körper auf den Boden.
Lassen Sie den Atem möglichst frei und ungehindert fließen.

Stellen Sie sich jetzt die Fragen:
- *Was erlebe ich, was sehe ich jetzt vor meinem inneren Auge?*
- *Was möchte ich vor meinem inneren Auge sehen?*
- *Was spüre ich körperlich, was möchte ich gerne spüren?*
- *Was möchte ich, wenn ich in mich hineinhöre und -spüre, erleben?*

Vielleicht gibt es bestimmte visuelle Vorstellungen, die den jetzt beginnenden Entspannungsprozeß noch zusätzlich unterstützen. Es könnte z.B. sein, daß Sie nach Anspannung der rechten Faust und des rechten Unterarmes z.B. eine weiche hellblaue Wattewolke um Ihren Arm herum spüren möchten. Stellen Sie es sich innerlich vor. Vielleicht gibt es noch weitere Vorstellungen, die für Sie mit Entspannung verbunden sind.

Manche Übenden möchten gerne erleben, wie der rechte Arm von hellem Licht oder Wassertröpfchen umspült, sanft durchdrungen und gelockert wird, wie er ein wenig durchsichtig wird und sich sanft gelockert anfühlt. Stellen Sie fest, ob Sie spontan solche Empfindungen während der Entspannungsübung haben oder ob Sie bestimmte innere Bilder und Wahrnehmungen gerne erleben würden, die mit Entspannung verbunden sind. Stellen Sie sich vor, wie es sein muß, diese Wahrnehmungen zu haben, bzw. konzentrieren Sie sich besonders auf angenehme Wahrnehmungen, die sich spontan einstellen.

Vielleicht möchten Sie zur Entspannung jedes Körperteiles eine bestimmte Musik hören, einen bestimmten Gegenstand fühlen, ein bestimmtes Bild auf eine Leinwand innerhalb ihrer Naturszene projiziert bekommen. Vielleicht möchten Sie auch, daß alles ganz unverändert und ruhig bleibt, während Sie ganz bei sich selbst sind.
Stellen Sie sich diese Sinneseindrücke möglichst lebensnah vor.

Gibt es jetzt Unterschiede zwischen den Armen und Beinen? Was nehmen Sie wahr? Sind die Arme schwerer, leichter, kürzer, länger, entspannter usw.?
Drücken Sie, mit den **Handflächen nach unten,** die Arme auf den Boden/die Unterlage und drücken Sie auch mit den Unter- und Oberarmen und der Schultergegend nach unten.
Anspannen (5 Sekunden) – **loslassen.**
Achten Sie auf innere Bilder und Körpergefühle. Lassen Sie den Atem frei fließen.

Strecken Sie den Hinterkopf ganz weit nach oben, machen Sie den Nacken ganz lang, und drücken Sie dann den **Hinterkopf gegen die Unterlage,** während Sie gleichzeitig die Stirn runzeln, die Augenbrauen mit aller Kraft hoch-

ziehen, den Mund breitmachen (Breitmaulfroschmund), das Kinn etwas nach vorne schieben und dadurch vielleicht auch Spannung in den vorderen Halsmuskeln erzeugen. Halten Sie die Spannung für einen Augenblick, und lassen Sie jetzt los. Anschließend nochmals:
Anspannen (5 Sekunden) – **loslassen.**
Lockern Sie das Gesicht anschließend, indem Sie verschiedene Grimassen ziehen.

Wenden Sie sich nun den Empfindungen in Ihrem Körper und den inneren Empfindungen zu. Nehmen Sie den körperlichen Entspannungsprozeß bewußt wahr?
Verändern sich auch die Wahrnehmungen in anderen Körperbereichen?
Was sehen, hören, spüren Sie innerlich?
Verändert, vertieft sich das Erlebnis? Atmen Sie gelöst, frei und entspannt?

Erzeugen Sie Spannung in den **Bauchmuskeln,** indem Sie die Beine (möglicherweise im 45°-Winkel gespreizt) gestreckt vom Boden abheben. (Dabei nicht die Lendenwirbelsäule belasten.) Sollten Sie nicht so viel Kraft haben, um die Beine vollständig abzuheben, können Sie einfach nur die Spannung in den Bauchmuskeln steigern. Ziehen Sie gleichzeitig die Zehen beim Abheben der Beine vom Boden kopfwärts. Strecken Sie gleichzeitig intensiv beide **Knie** durch, und lassen sie die **Oberschenkelmuskeln** ganz hart werden.
Anspannen (5 Sekunden) – **loslassen.**
Atmung, innere Bilder und Gefühle.
Kneifen Sie jetzt die **Gesäßmuskeln** maximal zusammen.
Vielleicht muß der Rücken jetzt noch etwas gestreckt werden. Ziehen Sie die Knie ein wenig zum Körper heran. Stellen Sie die Füße auf den Boden, heben Sie das Becken vom Boden ab, und ziehen Sie es etwas weiter fußwärts. Legen Sie anschließend die Beine wieder gestreckt auf dem Boden ab, vielleicht wird der Rücken durch diese Bewegung etwas gedehnt und gestreckt.

Hören Sie in sich hinein. Welche inneren Bilder nehmen Sie wahr? Wie fühlen Sie sich?
Konzentrieren Sie sich anschließend auf Ihre Atmung. Hat sich die Atmung durch die Anspannung der Bauch- und Gesäßmuskulatur vertieft? Wie fühlt es sich für Sie an? Können Sie einen Zustand der inneren Ruhe und Kraft, des Ganz-bei-sich-selbst-Seins, des Ganz-zuversichtlich-Seins oder ähnliches wahrnehmen?

Drücken Sie die gestreckten **Beine gegen die Unterlage,** strecken Sie gleichzeitig die Zehen in Richtung Boden und beugen Sie die Zehen. Spannen Sie die Wadenmuskeln intensiv an.
Anspannen (5 Sekunden) – **loslassen.**
Atmung, innere Bilder und Gefühle.
Wenn Sie möchten, können Sie zum Schluß noch **weitere einzelne Muskelgruppen nach Ihrer Wahl** kräftig anspannen und anschließend wieder lockerlassen.

Lassen Sie sich wieder locker auf die Unterlage sinken.

Welche Veränderungen sind in Ihnen vorgegangen?
Was fühlen, was erleben und was denken Sie jetzt?
Wie fühlt sich der Körper jetzt an?
Bleiben Sie, wenn Sie möchten, noch ein wenig liegen. Kommen Sie allmählich in Ihrer Geschwindigkeit aus dieser Übung zurück, indem Sie zunächst ganz behutsam die kleinen Finger- und Zehengelenke ein wenig bewegen, dann die größeren Gelenke bewegen, die Arme und die Beine strecken, tiefer atmen und sich räkeln und noch mehr strecken, Gähnen zulassen, wenn es von selbst kommt. Nehmen Sie zum Schluß mehr und mehr Spannung in Ihren Körper auf, kneifen Sie schließlich die Augen fest zusammen und kommen anschließend wieder wach und entspannt zurück.

4.7.5 Momente der besonderen inneren Fähigkeiten und Kräfte

Suchen Sie eine bequeme Liegeposition, strecken, räkeln und dehnen Sie sich. Lassen Sie auch Gähnen zu, wenn es spontan entstehen will.
Ändern Sie Ihre Liegeposition, wenn Sie eine noch bequemere Körperposition oder -haltung finden können.
Jeder von uns kennt Situationen, in denen einem etwas optimal gelungen ist. Man war in dieser Situation vielleicht ganz bei sich selbst, ganz in seiner Kraft. Eine schwierige Aufgabe wurde erfolgreich bewältigt, etwas was man lernen wollte und worum man sich schon länger bemühte, ist nun erfolgreich abgeschlossen (Schwimmen, Radfahren, ein Radio oder einen Verstärker bauen usw.). Vielleicht fällt Ihnen auch spontan die Situation eines sportlichen Erfolges ein.
Strecken Sie nun die Zehen ganz weit nach unten zum Boden, und beugen Sie sie maximal in Richtung Fußsohle. Lassen Sie die Wadenmuskeln hart werden.
Ballen Sie gleichzeitig Ihre Hände zu Fäusten. Die Arme liegen zunächst gestreckt neben dem Körper. Drehen Sie dann die Arme nach innen, so daß die Handrücken an den Oberschenkeln anliegen, und drücken Sie die Arme nach innen gegen den Körper. Lassen Sie die Spannung in den Arm- und Schultermuskeln und die Spannung in den Fuß- und Wadenmuskeln maximal steigen. Halten Sie diese Spannung 3-5 Sekunden, und lassen Sie sie *jetzt* wieder los.
Achten Sie wieder auf eine bequeme Körperhaltung und strecken und dehnen Sie sich vielleicht ein wenig durch. Achten Sie auf Ihre Atmung. Lassen Sie den Ausatemzug ganz lang werden. Lassen Sie zugleich mit dem Ausatmen den Körper auf die Unterlage heruntersinken und mit dem ganzen Gewicht vom Untergrund tragen.
Lassen Sie jetzt eines Ihrer besonderen Erfolgserlebnisse, einen besonderen Moment, an dem Sie Ihre Fähigkeiten und Potentiale optimal eingesetzt haben, allmählich mehr und mehr vor Ihrem geistigen Auge auftauchen. Hö-

ren Sie in sich hinein, und spüren Sie ganz intensiv nach. *Nehmen Sie diesen besonderen Moment jetzt immer intensiver und plastischer wahr, lassen Sie ihn immer deutlicher werden, und stellen Sie sich vor, diese Szene würde in diesem Moment ablaufen.*

Stellen Sie sich vor, Sie seien ein Filmregisseur oder ein Theaterregisseur und würden die angenehme, begeisternde und mit Glücksgefühl verbundene Szene aus verschiedenen Blickwinkeln betrachten (von oben, von oben seitlich, von unten, von vorne, von hinten usw.).

Versuchen Sie, das schöne Gefühl, den angenehmen Anblick und vielleicht auch die angenehmen Klänge oder Geräusche innerlich zu intensivieren und genießen Sie diese Szene ganz intensiv für einige Augenblicke.

Ziehen Sie nun die Zehen kopfwärts, strecken beide Beine im Kniegelenk und lassen die Oberschenkelmuskulatur hart werden. Gleichzeitig werden die Sehnen im Kniegelenksbereich gedehnt. Ballen Sie erneut Ihre Hände zu Fäusten. Heben Sie die Arme nach oben und legen Sie sie seitlich vom Hinterkopf auf die Unterlage ab. Schultern, Arme und Fäuste üben nun einen intensiven Druck gegen die Unterlage aus. Halten Sie die maximale Spannung in Armen, Fäusten, Schultern und Beinen für 3-5 Sekunden an, und lassen Sie *jetzt* los.

Strecken Sie sich vielleicht ein wenig, und legen Sie die Arme wieder in eine angenehme Position neben den Körper. Atmen Sie ganz bewußt aus, und lassen Sie sich von der Unterlage tragen.

Verändern Sie die Szene mit ihrem angenehmen Erfolgserlebnis, wenn Sie eine Idee haben, wie es noch intensiver, noch schöner sein könnte. Verändern Sie die Intensität des Lichtes, machen Sie die Farben heller oder intensiver, lassen Sie Ihre Lieblingsmusik spielen oder aber z.B. Naturgeräusche. Versuchen Sie auch, in Ihrer Phantasie weitere Gegenstände oder Geschehnisse in die Szene hineinzunehmen oder auch wegzunehmen (z.B. bunte exotische Blüten, weiche weiße Wattewölkchen, Jubelrufe und die Umarmung von Freunden usw. usw.).

Spannen Sie nun die Gesäßmuskulatur fest an, und heben Sie gleichzeitig die gestreckten Beine ein wenig vom Boden ab (wer nicht genügend Kraft hat, um die Beine wirklich anzuheben, kann die Bauchmuskulatur einsetzen und die Beine „fast" vom Boden abheben. Die Lendenwirbelsäule nicht überbelasten!). Halten Sie die Anspannung etwa 3-5 Sekunden und lassen Sie *jetzt* los.

Nehmen Sie wahr, welche Körperbewegung, welche Körperhaltung, welche Geste Ihr angenehmes Erfolgserlebnis (Erlebnis der besonderen inneren Kräfte und Potentiale) begleitet (Arme in die Luft werfen nach Erzielen eines Tores beim Fußball, in die Hände klatschen nach gelungenem Kegelwurf, Faust ballen und Daumen noch oben strecken, Finger zum V geformt nach oben strecken, sich vor Freude schütteln, einen Purzelbaum schlagen, irgend etwas vor Freude in die Luft werfen usw. usw.). Erleben Sie diesen körperlichen Ausdruck von Freude ganz intensiv. Wenn Sie möchten, können Sie diese Bewegung im Liegen, Sitzen, vielleicht in „verkleinerter" Form, noch einmal nach-

ahmen. Machen Sie dann eine gleichartige Bewegung, so wie es im Liegen/ Sitzen möglich ist.

Der nachfolgende Übungsteil kann bei Zeitmangel weggelassen werden.

Die Arme sollen jetzt gestreckt seitlich neben dem Körper liegen. Drücken Sie nun Arme, Schultern, Beine und Kopf gegen die Unterlage, bis sich der Körper fast vom Boden abhebt. Halten Sie die Spannung, und lassen Sie *jetzt* wieder los.

Denken Sie nochmals bewußt an die Geste oder Bewegung, die Ihr angenehmes Erlebnis, Erfolgserlebnis bzw. Erlebnis der besonderen Kräfte und Potentiale begleitet.

Verkleinern Sie „Bewegung" noch weiter, bis sie fast unmerklich ist. Versuchen Sie, ob es möglich ist, sich durch die verkleinerte Geste die innere Empfindung dieser Situation zu vergegenwärtigen bzw. den inneren Eindruck zu verstärken.

Transfer in den Alltag (dieser zusätzliche Übungsteil kann auch weggelassen werden):

Spüren Sie noch einmal sämtliche Regionen des Körpers bewußt durch. An welcher Stelle würde eine Dehnung, ein Strecken oder eine kurze Muskelanspannung und ein anschließendes Loslassen gut tun? Führen Sie das, was Sie als angenehm empfinden, jetzt durch.

(Viele Übungsteilnehmer sind nach dem bisherigen Gruppenverlauf gut in der Lage, die soeben innerlich abgerufene Phantasie auf Alltagssituationen zu übertragen. In diesem Fall sollte man den weiteren, anschließend dargestellten Übungsteil mit der Gruppe durchführen.)

Versuchen Sie nun, den inneren Zustand besondere Fähigkeiten und Potentiale auf andere Alltagssituationen zu übertragen.

Nehmen Sie sich irgendeine Situation im Alltag vor, die überlicherweise noch nicht optimal für Sie läuft (Gespräch mit dem Chef, der Schwiegermutter...).

Stellen Sie sich die derzeit noch schwierige Situation einmal innerlich vor, und führen Sie dann die Bewegung oder Geste, die Sie eben bei sich kennengelernt und weiterentwickelt haben, einmal aus. Machen Sie die Geste oder Gebärde, und stellen Sie fest, wie intensiv sich der innere Erlebniseindruck vergegenwärtigt. Können Sie in Ihrer Phantasie den Zustand des großen Potentials, der inneren Kraft usw. auf die neue Szene übertragen? Verändert sie sich jetzt? Führen Sie die Bewegung noch einmal in „verkleinerter" Form aus, oder versuchen Sie auch einmal eine intensivere Bewegungsform.

Nehmen Sie die Veränderungen genau wahr. Vielleicht verändert sich die Szene auch im Handlungsablauf oder in bezug auf das, was Sie sagen usw.

Kommen Sie anschließend wieder aus dieser Übung zurück, indem Sie zunächst die kleinen Finger- und Zehengelenke bewegen, sich dehnen, räkeln, strecken, vielleicht Gähnen zulassen und alles tun, was Sie nach einem längeren Schlaf tun, um wieder wach und entspannt ins Hier und Jetzt zurückzukommen.

4.7.6 Körperreise „Ort der Entspannung und der Kraft"

Nachfolgend werden wir eine neue Übung aus dem Bereich der Progressiven Muskelentspannung durchführen. Phasen von Anspannung und Bewegung einzelner Muskelgruppen und Entspannungsphasen, die mit der Wahrnehmung innerer Bilder und Räume verbunden sind, folgen wechselweise aufeinander.

Neue Erkenntnisse über Zugangswege zur Entspannung und Erkenntnisse aus der tiefenpsychologischen Forschung, insbesondere aus dem Bereich der Humanistischen Psychologie und des sog. Neurolinguistischen Programmierens, wurden in diese neue Übung miteinbezogen.

Musik: Steven Halpern, Comfort Zone oder Dawn.

Suchen Sie, auf dem Rücken liegend, eine bequeme Liegeposition auf. Dehnen, räkeln und strecken Sie sich nach Herzenslust und spannen den Körper für einige Momente, so etwa wie eine Katze nach dem ersten und vor dem zweiten Mittagsschlaf.

Liegen Sie danach locker entspannt auf Ihrer Unterlage. Lassen Sie beim Ausatmen die Atemluft ganz aus sich herausfließen, lassen Sie sich zugleich ganz locker auf die Unterlage sinken.

Lassen Sie sich jetzt mehr und mehr von der Unterlage tragen. Lassen Sie sich viel Zeit für die Ausatemphase. Vielleicht wird mit zunehmender Entspannung immer noch mehr Atemluft ausgeatmet. Lassen Sie am Ende jeder Ausatmung eine kleine Pause entstehen. Spüren Sie sich, hören Sie in sich hinein. Vielleicht stellen Sie fest, daß der Körper ganz von selbst (ohne daß Sie Luft holen müssen) einatmet. Vielleicht kennen Sie den Satz „es atmet mich". Warten sie ein wenig, bis sich allmählich spontan die Bauchatmung eingestellt hat. (Vielleicht ist es schon so weit.)

Wie fühlt sich das an, wie erleben Sie sich? Möglicherweise beschreiben Formulierungen wie „die Umgebung tritt jetzt in den Hintergrund und wird immer weniger wichtig, ich bin ganz bei mir selbst, werde innerlich ruhig, fühle mich leicht und frei" den Zustand, der sich jetzt mehr und mehr einstellt.

Suchen Sie nun in Ihrer Phantasie einen angenehmen Erholungs- oder Urlaubsort, und stellen Sie sich dann vor, daß Sie gerade jetzt dort sind. Erleben Sie es innerlich.

Was sehen Sie um sich herum? Welche Geräusche, welche angenehmen Düfte nehmen Sie wahr? Wie fühlt sich der Untergrund dort an, wie fühlen sich bestimmte Gegenstände um Sie herum an? Welche Klänge, welche Naturgeräusche hören Sie?

Aktive Phase 1
Strecken Sie die Füße nach unten. Beugen Sie gleichzeitig die Zehen nach unten in Richtung zum Boden. Beugen Sie sie maximal nach unten, so daß

in den Fuß- und Wadenmuskeln eine maximale Anspannung entsteht. Halten Sie die maximale Spannung 3–5 Sekunden und lassen Sie sie *jetzt* wieder los.

Strecken, dehnen und bewegen Sie sich anschließend ein wenig und nehmen Sie wieder bewußt Ihren Körper wahr. Verändern Sie vielleicht Ihre Körperposition und probieren Sie aus, ob Sie eine neue, noch angenehmere Körperlage finden können.

→ **Ort der inneren Ruhe, bewußte Wahrnehmung**
Wenden Sie sich bewußt Ihrem angenehmen inneren Ort zu.

*Was **sehen** Sie in Ihrer angenehmen Szene um sich herum? Wie nah oder weit weg sind die einzelnen Gegenstände (und, wenn vorhanden, die Personen)? Wie stehen Sie im Raum zueinander? Wie sind die Farben in Ihrer inneren Landschaft? Wie ist das Licht?*

*Was **hören** Sie um sich herum? Welche Naturgeräusche, welche Musik? Hören Sie Vogelgezwitscher, menschliche Stimmen? Wie ist die Lautstärke, die Gewichtung der einzelnen Klangeindrücke zueinander? Was ist im Vordergrund, was ist lauter, was ist leiser? Klingt es eher hell und klar oder eher gedämpft?*

*Was **fühlen** Sie um sich herum? Wie ist der Untergrund, wie fühlt sich die Luft an? Stellen Sie sich vor, wie sich einige der Gegenstände und der Oberflächen anfühlen, die Sie um sich herum vorfinden. Wie fühlen Sie sich selbst?*

Welche angenehmen Gerüche riechen Sie in Ihrer angenehmen Szene? Ist es nur da, wenn Sie einatmen, oder auch noch beim Ausatmen? Ist es ein betörender, intensiver Duft, oder ist er ganz dezent schmeichelnd?

Nehmen Sie gerade einen angenehmen Geschmack wahr, z.B. ein Getränk oder etwas zu essen?

Aktive Phase 2
Ziehen Sie die Zehen kopfwärts und tun Sie so, als könnten Sie die Beine im Kniegelenk noch mehr strecken und lassen Sie durch diesen Vorgang die Oberschenkelmuskulatur eine maximale Spannung entwickeln. Spannen Sie die Muskeln maximal an. Heben Sie, wenn Sie gut trainiert sind, die Beine ein wenig vom Boden ab. (Achten Sie darauf, daß dabei die Lendenwirbelsäule nicht belastet wird.) Die Bauchmuskulatur wird angespannt. Halten Sie die Spannung für 3–5 Sekunden und lassen Sie *jetzt* wieder los.

Führen Sie vielleicht kleine Dehn- und Streckbewegungen aus, bis Sie wieder eine angenehme Liegeposition gefunden haben.

→ **Ort der inneren Ruhe, Intensivierung der Wahrnehmung**
Verstärken Sie die angenehmen Wahrnehmungen, die Sie an Ihrem Ort der Ruhe und Entspannung haben.

Lassen Sie die Farben intensiver werden, oder verändern Sie sie ein wenig.

Lassen Sie das Licht und die Farben noch deutlicher werden, und nehmen Sie das, was Sie sehen, noch intensiver wahr. Lassen Sie sich von ihrem angenehmen Ort wohlig umgeben. Seien Sie ganz dort, fühlen Sie ganz intensiv.

Hören Sie den Klängen und Geräuschen intensiv zu, nehmen Sie sie deutlich wahr.
Nehmen Sie ganz intensiv einen angenehmen Geruch oder Geschmack wahr, der in dieser Situation vielleicht vorhanden ist oder stellen Sie sich angenehmen Duft z.B. von Blüten vor.
Tun Sie alles, was Ihnen sonst noch einfällt, um das Erlebnis ganz intensiv werden zu lassen, um ganz von ihm umgeben zu sein, um es sich ganz nah zu vergegenwärtigen, es ganz stimmig werden zu lassen.

Aktive Phase 3
Spannen Sie die Gesäßmuskulatur an, so daß sich der Körper etwas vom Boden abhebt. Drücken Sie beide Beine nach innen gegeneinander. Spannen Sie die Gesäßmuskeln und die Muskeln der Beine maximal an. Halten Sie die Spannung 3–5 Sekunden und lassen Sie *jetzt* **los.**
Heben Sie die Beine an, winkeln Sie die Knie an, und stellen Sie die Füße auf den Boden. Heben Sie jetzt Ihr Becken etwas vom Boden ab. Ziehen Sie es dann fußwärts nach unten, und legen Sie es etwas weiter fußwärts wieder ab.
Wenn Sie jetzt die Beine wieder ablegen, ist möglicherweise der Rücken gedehnt worden und fühlt sich meist auch an, als wäre er jetzt länger.
Atmen Sie aus, und lassen Sie sich ganz bewußt von der Unterlage tragen.
Strecken und dehnen Sie sich noch ein wenig nach, und suchen Sie wieder eine möglichst angenehme Liegeposition auf.
→ **Angenehmer Ort der inneren Ruhe, Umgestaltung und „Verbesserung" (äußere Eindrücke in der Szene)**
„Verbessern" Sie die Eindrücke, die Sie haben. Sorgen Sie dafür, daß Sie noch angenehmere und erholsamere Dinge erleben, als Sie es sich bis jetzt vorstellen konnten.
Verändern Sie die Gegenstände, die Sie um sich herum sehen. Fügen Sie etwas hinzu (noch mehr Palmen, exotische Blüten, ...), vergrößern oder verkleinern Sie was Sie möchten, verändern Sie die Position im Raum (näher, weiter weg), und nehmen Sie auch Dinge weg, wenn Sie möchten, um z.B. die Szene noch ruhiger zu gestalten.
Verändern Sie das Licht, machen Sie etwas heller oder dunkler, lassen Sie die Farben kontrastreicher, klarer, pastellartiger und weicher werden usw.
Verändern Sie auch das, was Sie hören, und versuchen Sie, verschiedene Musiken zu hören. Nachdem Sie verschiedene Musikbeispiele und Musikstücke ausprobiert haben, entscheiden Sie, ob Sie die Musik ganz nah oder ganz weit weg, den Klang heller oder dunkler haben möchten, ob Sie die Musik ganz nah, life oder etwas weiter weg von Breitwandlautsprechern oder aus einem Kofferradio usw. hören möchten.
Verändern Sie, was Sie spüren. Sitzen oder liegen Sie auf einer weichen Wolke usw. Achten sie darauf, was Sie noch brauchen. Vielleicht möchten Sie gerade Ihre Lieblingsspeise essen oder einen angenehmen Drink zu sich nehmen, der direkt neben Ihnen bereitsteht. Vielleicht möchten Sie auch einen langen Strohhalm, mit dem Sie ganz bequem trinken können ohne sich zu bewegen.

Gehen Sie noch einmal die verschiedensten Sinnesqualitäten durch, und achten Sie darauf, ob Sie auch alles das sehen, was für Sie angenehm ist. Möchten Sie vielleicht noch einen Fernseher aufgestellt bekommen, um einen schönen Film (z.B. Pretty Woman, Body Guard usw.) anzusehen (das Fußballländerspiel beobachten zu können) oder eine Kinoleinwand, um den neuesten Film (mit oder ohne Ton) auf Breitleinwand zu verfolgen, um ganz im Erleben des Filmes aufzugehen, ganz dabei zu sein usw.

Aktive Phase 4
Ziehen Sie Schultern und Arme fußwärts, bis im Schultergürtel eine leiche Spannung entsteht. Strecken Sie die Arme nach seitlich außen. Spreizen Sie die Finger. Wenden Sie Ihre Handflächen nach oben. Die Handrücken liegen auf dem Boden. Drücken Sie mit dem gesamten Schultergürtel, den Rückseiten der Oberarme (mit dem Trizepsmuskel) und Unterarme sowie den Handrücken nach unten gegen den Boden. Spannen Sie alle genannten Muskelgruppen maximal an. Halten Sie die Spannung 3–5 Sekunden – und loslassen (Sie können anschließend, wenn Sie möchten, einige Lockerungsübungen ausführen).

→ Angenehmer Ort der inneren Ruhe, Umgestaltung und „Verbesserung" (körperlicher innerer Eindrücke)
Finden Sie bestimmte innere Bilder und Erfahrungen, die die Entspannungsübung noch unterstützen. Z.B. könnte es sein, daß Sie noch eine Muskelgruppe dehnen oder anspannen wollen. Führen Sie diese Dehnung oder Anspannung dann jetzt durch. Möchten Sie im Bereich dieser Muskelgruppe oder irgendwo sonst im Körper eine besonders angenehme Empfindung erleben? Stellen Sie sich beispielsweise vor, die rechte Hand und der rechte Unterarm würden von einer weichen hellblauen Wattewolke umgeben. Spüren Sie sie um Ihren Arm herum liegend? Möchten Sie, daß Sie vor ihrem inneren Auge sehen, wie der rechte Arm von hellem Licht oder Wassertröpfchen umspült, sanft durchdrungen und gelockert wird, wie er vielleicht ein wenig durchsichtig und dabei sanft entspannt wird? Lassen Sie all dies in Ihrer Phantasie geschehen.

Vielleicht möchten Sie während der Entspannung bestimmte innere Bilder auftauchen lassen, sich vorstellen, wie angenehm sich bestimmte Gegenstände anfühlen (Gras, Rosenblüten, Quellwasser usw.), oder sich vorstellen, wie angenehm eine bestimmte Musik, ein bestimmtes Instrument oder Naturgeräusche (Harfe, Flöte, Bachplätschern usw.) klingen. Vielleicht möchten Sie auch, daß alles unverändert und ruhig bleibt, während Sie ganz bei sich selbst sind, genießen und sich entspannen.

Aktive Phase 5
Strecken Sie die Arme nach unten und umgreifen Sie von der Seite mit den Händen die Oberschenkel. Üben Sie mit den Schulter-, Arm- und Handmuskeln einen Druck von seitlich gegen den Körper aus. Spannen Sie alle genannten Muskelgruppen maximal an. Halten Sie die Spannung 3–5 Sekunden und lassen Sie *jetzt* los.

→ **Angenehmer Ort der inneren Ruhe und Kraft**
Stellen Sie sich vor, Sie könnten sich an Ihrem angenehmen inneren Ort jetzt auch mit besonderen (Heil-)Kräften aufladen, die Sie in die Lage versetzen, besonders konzentriert zu sein und zu jeder Zeit Augenblicke der besonderen inneren und äußeren Kräfte (wie in Sitzung 6) zu erleben.
Wie stellen Sie sich dieses Sich-Aufladen vor? Nehmen Sie ein besonderes Licht in sich auf? Ist es wie ein Wärme- oder Magnetfeld oder wie etwas anderes? Wie fühlt es sich an? Was erleben Sie innerlich? Hören, sehen, riechen Sie etwas besonders Angenehmes? Was nehmen Sie noch wahr?

Aktive Phase 6
Kneifen Sie die Augenmuskeln zusammen, rümpfen Sie die Nase, ziehen Sie den Mund ganz breit (Breitmaulfroschmund) und strecken Sie das Kinn in Richtung Brustbein (und spannen Sie dadurch die Halsmuskulatur). Spannen Sie alle genannten Muskelgruppen maximal an. Halten Sie die Spannung 3–5 Sekunden und lassen Sie *jetzt* los.
→ **Angenehmer Ort der inneren Ruhe und Kraft (Potentiale)**
Nehmen Sie die angenehme Ruhe an Ihrem schönen inneren Ort und auch die innere Kraft noch einmal genau wahr. Was könnten Sie für sich, für andere mit dieser Kraft tun, was bewegen, was positiv verändern, was lösen oder verbessern? Was könnten Sie sich und anderen an positiven Dingen geben? Wo könnten Sie an kleinen und großen Dingen etwas verschönern oder verbessern? Gehen Ihnen dazu Bilder durch den Kopf? Wie verändert es sich, wenn es sich verbessert? Was erleben Sie dabei? Wie ist es ganz ideal? Lassen Sie es in Ihrer Phantasie geschehen, und erleben Sie, wie sich das Bild, das Gefühl, der Gesamteindruck verbessert.

Aktive Phase 7
Drücken Sie den Hinterkopf nach unten gegen die Unterlage und spannen Sie dadurch die RÜCKENMUSKULATUR an. Drücken Sie Hände, Arme und Schultern gegen die Unterlage. Spannen Sie alle genannten Muskelgruppen maximal an. Halten Sie die Spannung 3–5 Sekunden und lassen Sie *jetzt* los.
Spüren Sie noch einmal sämtliche Regionen des Körpers bewußt durch. An welcher Stelle würde eine Dehnung, ein Strecken oder eine kurze Muskelanspannung und ein anschließendes Loslassen gut tun? Führen Sie das, was Sie als angenehm empfinden, jetzt durch.
→ **Angenehmer Ort der inneren Ruhe (Umsetzung in den Alltag)**
Nehmen Sie nochmals ganz intensiv Ihren angenehmen Ort der inneren Ruhe und Kraft wahr, und stellen Sie sich vor, Sie hätten im Alltag den idealen Zustand der besonderen inneren und äußeren Kraft. Wie ist das für Sie? Wie fühlt es sich an? Wie erleben Sie es, wenn mehr Licht, mehr Farben, mehr Musik ins Alltagsleben hineinkommt?
Erleben Sie eine Szene nochmals ganz bewußt und stellen sich Ihr inneres Bild und Ihre inneren Eindrücke vor und wie sie sich durch die Kräfte, mit

denen Sie aufgeladen sind, verändert, bereichert wird, erstrahlt, stimmig wird usw.

Zurückkommen
Bleiben Sie, wenn Sie möchten, noch ein wenig liegen. Wenn Sie aus diesem Entspannungszustand zurückkommen möchten, bewegen Sie zunächst die kleinen Finger- und Zehengelenke, kommen Sie dann zu den größeren Hand-, Arm-, Ellbogen-, Knie-, Schulter- und Hüftgelenken, indem Sie – immer tiefer einatmend – sich dehnen, räkeln und strecken, Spannung in den Körper zurückbringen, Gähnen zulassen, wenn es von selbst entsteht, alles unternehmen, was man nach einem mehrstündigen erholsamen Schlaf tut, um wieder ganz wach zu werden. Kneifen Sie schließlich die Augen zusammen und blinzeln Sie. Strecken Sie sich nochmals und kommen wieder ganz zurück.

Variationsmöglichkeiten
Es ist möglich, je nach Verlauf des Gruppenprozesses zwischen den aktiven Phasen nur Entspannungsphasen mit einer bewußten Wahrnehmung des Ortes der inneren Ruhe durchzuführen, wenn z.B. eines oder mehrere der Gruppenmitglieder noch nicht in der Lage sind, die genannten inneren Vorstellungen aufzubauen und mit ihnen zu arbeiten. Man kann auch in der Phase der Intensivierung innerer Wahrnehmungsräume stehenbleiben oder beispielsweise nur bei der Vorstellung der inneren Kraft verbleiben.

Es ist prinzipiell möglich, diese Übung auch im Rahmen von Psychotherapieprozessen zur verbesserten Lösungsfindung und zur Planung der Umsetzung von Lösungsstrukturen in die Realität einzusetzen. Der Klient sollte die Übung erst erlernen und dann vollständig durchführen. Er kann dann während der Entspannungsphasen in der Phantasie die verschiedenen Lösungsschritte „vorerleben".

4.7.7 Die Spectrum-Übung

Diese Übung beruht auf der Verbindung von therapeutischen Systemen aus der tibetischen bzw. ayurvedischen Medizin mit einer Atemtherapieübung des Musiktherapeuten P. M. Hamel bzw. der Atemtherapeutin I. Middendorff, einer NLP-Übung und von uns dazu entwickelten Muskelanspannungsphasen. Nach einer gewissen Zeit des Übens kann statt der Anspannungsphase mit dem Vergegenwärtigungsverfahren gearbeitet werden.

Vorbereitung
Bequeme Haltung im Sitzen, Liegen oder Stehen. Die Wirbelsäule soll gerade aufgerichtet und gleichzeitig die Muskulatur locker sein.

Wenn zusätzlich zu jeder Körperregion eine Progressive Muskelentspannungsübung durchgeführt werden soll (dies ist manchmal zum anfänglichen Einüben für eine gewisse Zeit sinnvoll), wird im Liegen geübt. Hierbei werden einzelne Muskelgruppen für 3-5 Sek. angespannt und danach die Spannung wieder losgelassen.

Hierdurch soll eine besonders intensive Entspannung auch bei Übungsteilnehmern ermöglicht werden, die mit anderen Entspannungsverfahren bisher nicht zurechtgekommen sind. Mit zunehmender Erfahrung in der Entspannungsübung können die aktiven Muskelübungen dann weggelassen werden.

Als zugehörige Musik sollte „Spectrum Suite" von Steven Halpern verwendet werden. Diese Musik besteht aus sieben Teilen von jeweils ca. 3 Minuten Länge.

1. Teil: Grundton C
Richten Sie Ihre Aufmerksamkeit auf den unteren Teil der Wirbelsäule und auf den Beckenbogen. Spüren Sie, wie möglicherweise die Musik in diesem Körperbereich eine Resonanz erzeugt. Stellen Sie sich vor, daß dieser Körperteil bzw. auch noch andere Körperteile von einem intensiven Rot umgeben sind. Denken Sie z.B. an die Farben in einem Mohnblumenfeld.
Denken Sie an lebensspendende Energie und Kraft.
Option Progressive Muskelentspannung: Spannen Sie die Gesäßmuskulatur fest an, und beugen Sie gleichzeitig die Zehen in Richtung Boden, bis die Wadenmuskeln fest gespannt sind. Halten Sie die Spannung 3-5 Sekunden, und lassen Sie *jetzt* los.
   Summen Sie einen tiefen Ton, der für Sie zu der Musik paßt, vielleicht auch in der Musik, die Sie hören, vorkommt. Lassen Sie den Mund locker geschlossen, so daß ein gesummtes „MMMMMMMMMMM" entsteht.
   Stellen Sie sich die Zahl „7" vor.

2. Teil: Grundton D
Richten Sie Ihre Aufmerksamkeit auf den Unterbauch, etwa eine Drittel Handbreite unterhalb des Nabels. Konzentrieren Sie sich auf die Farbe Orange.
   Denken Sie an eine große Keramik- oder Zinnschale, in der viele Orangen liegen, oder an orangefarbene tropische Blüten.
   Denken Sie an Vitalität, Kraft und Selbstbewußtsein, innere Ruhe, Gelassenheit.
Option Progressive Muskelentspannung: Spannen Sie die Unterbauchmuskulatur an, indem Sie den Unterbauch einziehen. Halten Sie die Spannung 3-5 Sekunden, und lassen Sie *jetzt* los.
   Summen Sie den Vokal „UUUUUUUUU", und nehmen Sie wahr, ob der entstehende Ton eine Resonanz, ein Mitschwingen/Vibrieren im Unterbauch bewirkt.
   Stellen Sie sich die Zahl „6" vor.

3. Teil: Grundton E
Konzentrieren Sie sich nun auf die Gegend um den Solarplexus (unterhalb des Rippenbogens, Magengegend).
    Konzentrieren Sie sich auf die Farbe Gelb, wie Sonnengelb oder die Farbe eines Zitronenfalters.
    Denken Sie an die Kraft des Mutes und auch die Kraft des Verzeihens, dazu gehört auch, sich selbst zu verzeihen.
Option Progressive Muskelentspannung: Heben Sie die gestreckten Beine einige Zentimeter vom Boden ab. Ziehen Sie dabei die Füße kopfwärts, so daß Spannung in den Sehnen im Kniekehlenbereich entsteht und die Oberschenkelmuskeln angespannt werden. Nehmen Sie die Beine auch ein klein wenig auseinander (etwa eine Fußlänge). Halten Sie die Spannung 3-5 Sekunden, und lassen Sie *jetzt* wieder los.
    Summen Sie den Vokal „OOOOOOOOOO", und nehmen Sie wahr, ob der entstehende Ton eine Resonanz, ein Mitschwingen/Vibrieren im Ober- und Mittelbauch erzeugt.
    Stellen Sie sich die Zahl „5" vor.

4. Teil: Grundton F
Konzentrieren Sie sich nun auf den Herzbereich.
    Stellen Sie sich helles Grün vor, etwa wie wenn die Sonne im Frühling durch frisches Buchenlaub hindurchscheint.
    Denken Sie an die Kraft der bedingungslos akzeptierenden Liebe und Hingabe, sich selbst und anderen gegenüber.
Option Progressive Muskelentspannung: Ziehen Sie die Schultern (im Liegen) soweit wie möglich fußwärts. Winkeln Sie die Ellbogen an. Bilden Sie mit der rechten Hand (bei Linkshändern die linke) eine Faust. Umgreifen Sie die Faust etwa in Höhe des Magens mit der anderen Hand, drücken Sie beide Hände gegeneinander, und lassen Sie im Bereich der Muskeln des Brustkorbes Spannung entstehen. Halten Sie die Spannung 3-5 Sekunden, und lassen Sie *jetzt* wieder los.
    Summen Sie den Vokal „AAAAAAAAA", und nehmen Sie wahr, ob der entstehende Ton eine Resonanz, ein Mitschwingen/Vibrieren im Brustkorb entstehen läßt.
    Stellen Sie sich die Zahl „4" vor.

5. Teil: Grundton G
Richten Sie nun Ihre Aufmerksamkeit auf den Halsbereich.
    Nehmen Sie dabei die Farbe Himmelblau bzw. ein dunkles Blau (wie ein großer Strauß Kornblumen) wahr.
    Denken Sie an die Willenskraft in Ihrem eigenen Leben. An Kommunikation mit anderen Menschen, an Sich mitteilen, Ausdrücken, was man erlebt, was man sich wünscht usw.
Option Progressive Muskelentspannung: Ziehen Sie das Kinn zum Brustkorb heran. Drücken Sie gleichmäßig den Hinterkopf gegen die Unterlage.

Ziehen Sie den Mund breit („Breitmaulfroschmund"). Drücken Sie die Schultern gegen die Unterlage. Lassen Sie Spannung in den Hals- und Nackenmuskeln entstehen. Halten Sie die maximale Spannung 3-5 Sekunden, und lassen Sie *jetzt* wieder los.

Summen Sie den Vokal „EEEEEEEEE", und nehmen Sie wahr, ob der entstehende Ton eine Resonanz, ein Mitschwingen/Vibrieren im Brustkorb entstehen läßt.

Stellen Sie sich die Zahl „3" vor.

6. Teil: Grundton A
Konzentrieren Sie sich auf die Mitte der Stirn.

Konzentrieren Sie sich auf tiefes, kräftiges Violett wie von bestimmten tropischen Orchideenarten oder Lilien im Regenwald.

Denken Sie an Kreativität und Weisheit.

Option Progressive Muskelentspannung: Kneifen Sie die Augen fest zusammen, und ziehen Sie gleichzeitig die Augenbrauen nach oben. Ziehen Sie die Nase nach oben, und drücken Sie gleichzeitig den Hinterkopf gegen die Unterlage. Halten Sie die maximale Spannung 3-5 Sekunden, und lassen Sie sie *jetzt* wieder los.

Summen Sie den Vokal „IIIIIIIII", und nehmen Sie wahr, ob der entstehende Ton eine Resonanz, ein Mitschwingen/Vibrieren im Stirn- und Gesichtsbereich entstehen läßt.

Stellen Sie sich die Zahl „2" vor.

7. Teil: Grundton H
Richten Sie Ihre Aufmerksamkeit auf den Scheitelpunkt (höchster Punkt des Körpers).

Denken Sie an die Farben des Regenbogens, wie sie z.B. in den Wassertropfen eines Wasserfalles entstehen.

Erfahrungen, die über das Alltagsbewußtsein hinausgehen.

Option Progressive Muskelentspannung: Spüren Sie Ihren gesamten Körper nochmals für einen Moment von oben bis unten durch. Welche Dehn- oder Räkelbewegungen und welche kurzen Muskelanspannungsphasen würde Ihnen jetzt gut tun? Führen Sie diese Bewegungen und evtl. An-/Entspannungen jetzt durch.

Halten Sie die maximale Spannung 3-5 Sekunden, und lassen Sie sie *jetzt* wieder los.

Summen Sie alle Vokale „AAAAAEEEIIIIIIIOOOOOOOUUUU" und auch die Vokale dazwischen. Nehmen Sie wahr, ob der entstehende Ton eine Resonanz, ein Mitschwingen/Vibrieren im Kopf und in den Nasennebenhöhlen entstehen läßt.

Stellen Sie sich die Zahl „1" vor.

Rücknahme:
Wenn die Musik beendet ist, bleiben Sie noch einige Minuten in diesem entspannten Zustand. Hören und spüren Sie in sich hinein, nehmen Sie innere Bilder wahr, und kommen Sie dann langsam wieder zurück, indem sie langsam erst die kleinen Fingergelenke und Zehengelenke, später andere Gelenke vorsichtig bewegen, dann sich dehnen, strecken, räkeln, vielleicht gähnen, die Augen fest zusammenkneifen, etwas blinzeln und alles tun, was Sie z.B. nach langem erholsamen Schlaf tun, um wieder ganz wach, ausgeruht und fit aufzuwachen. Kommen Sie so aus der Übung zurück.

4.7.8 Phantasiereise Insel

Die nachfolgende geleitete Phantasiereise kann mit der PM mit sieben Muskelgruppen, dem Vergegenwärtigungsverfahren mit sieben Muskelgruppen oder mit den Muskelanspannungsphasen aus den Übungen 4.7.5 (ab Seite 96) und 4.7.6 (ab Seite 99) verbunden werden.

Verwenden Sie die sieben Muskelgruppen aus einer dieser Übungen.

Nehmen Sie eine bequeme Liegehaltung ein, strecken und räkeln Sie sich durch. Lassen Sie sich zusammen mit der Ausatmung locker und entspannt auf die Unterlage heruntersinken, atmen Sie tief aus.

Stellen Sie sich vor, Sie kommen auf eine ruhige, malerische Insel in der Südsee. Sie können in einem Einbaum, einem Ruderboot, mit einem Floß, einem Surfbrett usw. oder auch mit einem Fallschirm aus der Luft ankommen. Stellen Sie sich vor, Sie steigen ins Wasser und ziehen Ihr Fahrzeug an Land (bergen den Fallschirm) und genießen das Gefühl des angenehm wärmenden Sandes unter Ihren Fußsohlen. Welches Geräusch entsteht beim Laufen auf dem Sand? Legen Sie sich auf den Rücken, um sich auszuruhen. Wie fühlt sich der Sand an, welche Farbe, welche Temperatur hat der Sand, sind die Sandkörner ganz fein oder etwas gröber?

Lassen Sie sich auf dem Sand nieder, lassen Sie beim Ausatmen den Atem ganz aus sich herausfließen. Lassen Sie am Ende der Ausatembewegung eine kleine Pause entstehen, in der Sie sich entspannen und erleben, ob die Einatembewegung ganz von selbst entsteht, ohne daß Sie bewußt Luft zu holen brauchen.

Muskelanspannungsphase 1
Stellen Sie sich nun vor, Sie würden sich umsehen und würden hinter sich die Palmen und einen angenehmen freundlichen Wald mit vielen bunten Blüten, prächtigen bunten Vögeln mit exotischen Stimmen erleben, ein kleines Bächlein aus dem Wald heraus ins Meer fließen sehen und das Plätschern eines

kleinen Urwaldwasserfalls im Inneren der Insel hören. Vor sich sehen Sie den Strand, vielleicht einige Muscheln. Gibt es in der Nähe noch andere Palmeninseln? Ist der Himmel ganz klar und blau? Wie ist die Farbe des Wassers? Wo steht die Sonne? Liegen Sie gerade im Schatten? Nehmen Sie alles genau wahr. Was sehen Sie, was hören Sie und wie fühlen Sie sich jetzt?

Muskelanspannungsphase 2
Stellen Sie sich vor, Sie würden sich nun aufmachen, um noch mehr von der Schönheit der Insel zu genießen. Gehen Sie auf einem gemütlichen Pfad in den Wald mit den bunten Blüten hinein, bis Sie vor sich den kleinen Dschungelwasserfall sehen. Vielleicht ist er nur ein oder zwei Meter hoch, vielleicht noch ein klein wenig höher. Erleben Sie, wie das Wasser nach unten fällt und sich zunächst in kleine Tröpfchen auflöst, die wie kleine bunte Edelsteine glitzern. Beobachten Sie für ein paar Augenblicke einen Tropfen ganz genau, wie er in der Luft schwebt und dann langsam zu Boden sinkt. Erleben Sie wieder bewußt das Rauschen und das Plätschern des Wasserfalls. Sehen Sie über den Rand des Felsens von dem das Wasser herunterfließt nach oben zum Himmel. Nehmen Sie seitlich die Bäume und die bunten Blüten und über sich den blauen Himmel wahr. Genießen Sie die Farben, und versuchen Sie, das gesamten Blickfeld gleichzeitig zu erfassen, ohne daß Sie einen bestimmten Gegenstand näher ansehen. Vielleicht fühlen Sie den einen oder anderen Wassertropfen auf Ihrer Haut, genießen Sie die kühle, klare und vielleicht angenehm duftende Luft.

Muskelanspannungsphase 3
Sehen Sie nach unten. Vor ihren Füßen fließt der kleine Bach mit dem klaren Wasser vorbei. Vielleicht möchten Sie sich an den Rand setzen, vielleicht die Hände ins angenehm kühlende Wasser strecken, vielleicht ein wenig trinken. Wenn Sie trinken, genießen Sie den angenehm kühlen, klaren, reinen Geschmack. Wie fühlt sich dieses Wasser auf der Haut an? Sehen Sie hinab zum Grund des Baches. Vielleicht ist das Wasser nur ganz flach. Sehen Sie sich die Kieselsteine auf dem Grund des Baches an. Möchten Sie einen davon in die Hand nehmen? Wie glatt, wie fest fühlt er sich an? Hat der Stein eine Maserung? Ist er ein wenig durchscheinend? Sind vielleicht kleine kristallartige, glitzernde Einschlüsse innerhalb der Oberfläche oder weiter innen zu sehen? Nehmen Sie nun wieder das gesamte Bild wahr? Genießen Sie die Naturgeräusche dieses schönen Ortes in der paradiesischen Natur. Wie fühlen Sie sich?

Muskelanspannungsphase 4
Wenden Sie sich nun einer Blüte zu, die Ihnen besonders gut gefällt. Welche Farbe hat sie? Wie ist die Form? Wie fühlt sich die Oberfläche der Blütenblätter an? Wie schmeckt der Nektar, den Insekten oder kleine Vögel aus dieser Blüte trinken können? Sehen Sie sich in der Mitte der Blüte einzelne Blütenstempel, Staubgefäße oder kleinste Blütenblätter an, und genießen Sie den

Anblick, den Duft der Blüte. Wie klingt die Stimme des Vogels, der am liebsten aus dieser Blüte trinkt? Wenden Sie sich nun wieder dem Gesamteindruck zu. Das Rauschen des kleinen Wasserfalls, das Plätschern des Bächleins, die exotischen Vogelstimmen, das Wohlgefühl der angenehmen Luft, die vielleicht sanft an der Haut vorbeistreicht, die bunten Farben um Sie herum.

Muskelanspannungsphase 5
Stellen Sie sich vor, Sie entdecken eine kleine Anhöhe, die eben gerade über die Baumwipfel hinausragt. Blicken Sie von hier aus in die Ferne. Wenn Sie vorher keine andere Insel gesehen haben, können Sie jetzt vielleicht eine entdecken, oder Sie können eine Insel, die Sie vorher sahen, aus einem anderen Blickwinkel sehen. Nehmen Sie das Bild genau wahr. Welche Gedanken gehen Ihnen durch den Kopf (z.B. wer wird dort wohnen, welche Pflanzen gibt es dort, usw.)? Lassen Sie Ihren Körper vielleicht angenehm von der Sonne durchwärmen. Vielleicht mögen Sie lieber Schatten. Das Rauschen des Wasserfalls ist etwas weiter weg. Vielleicht fließt in der Nähe plätschernd der Bach vorbei, der den Wasserfall speist. Spiegelt sich die Sonne in der Oberfläche dieses kleinen Bächleins? Wenn Sie den Bach vor sich sehen, konzentrieren Sie sich einmal auf eine einzige kleine Wellenstruktur, und nehmen Sie sie bewußt wahr. Vielleicht mögen Sie auch eine kleine Blume im Gras genauer wahrnehmen. Genießen Sie nun wieder den Gesamteindruck der Insel. Was sehen, hören, riechen, fühlen Sie ganz in der Nähe – weiter weg ...?

Muskelanspannungsphase 6
Gehen Sie nun wieder zum Strand zurück, und lassen Sie die verschiedenen Eindrücke auf dem Weg dorthin bewußt an sich vorbeiziehen. Registrieren Sie, was Sie sehen, was Sie hören und was Sie fühlen? Wie es riecht ...?

Wenn Sie möchten, kosten Sie von der einen oder anderen exotischen Frucht, die Sie an den Bäumen finden können. Pflücken Sie sie, riechen Sie daran, sehen Sie sie genau an, und fühlen Sie dann mit geschlossenen Augen. Essen Sie die Frucht, und genießen Sie ihren Geschmack.

Kommen Sie nun zurück zum Strand, und stellen Sie sich vor, Sie würden eine Hängematte vorfinden, die zwischen zwei Bäumen aufgespannt ist. Wenn Sie möchten, legen Sie sich hinein und schaukeln sanft hin - und her - hin - und her -, so wie der Atem in den Körper aufgenommen wird und wieder aus ihm herausfließt, so wie die Wellen langsam auf den Strand hinauf ausfließen und langsam wieder ins Meer zurücksinken. Nehmen Sie alles, was Sie um sich sehen, wahr, was Sie fühlen, die Naturgeräusche, die Meeresluft, die Düfte der Blüten ...

Muskelanspannungsphase 7
Bleiben Sie noch eine Weile an diesem angenehmen Ort, lassen Sie alle Eindrücke, inneren Bilder, Naturgeräusche und Erfahrungen jetzt einmal alle zugleich auf sich wirken, ohne einen bestimmten Eindruck herauszugreifen. Kommen Sie dann anschließend in Ihrer eigenen Geschwindigkeit zurück, in-

dem Sie wieder die kleinen Finger- und Zehengelenke und anschließend die Arme und Beine bewegen, sich dehnen, räkeln, strecken, wie nach einem langen erholsamen Schlaf, anschließend Spannung in den Körper aufnehmen, sich strecken, dehnen, auch Gähnen zulassen, Augen zusammenkneifen, anschließend blinzeln und wieder ganz wach und entspannt ins Hier und Jetzt zurückkommen.

4.7.8.1 Die modernen Varianten der Progressiven Muskelentspannung

Nach Gröninger und Stade-Gröninger geht schon die klassische Form der Progressiven Muskelentspannung in den erreichbaren Effekten über ein reines Entspannungsverfahren hinaus. Sie macht den Patienten, wie schon Jacobson sagte, zum „aktiven Agenten" seiner Behandlung und aktiviert die in jedem Organismus vorhandenen Selbstheilungskräfte und Selbstverwirklichungstendenzen. Im Gegensatz zum Autogenen Training stabilisiert die Progressive Relaxation durch Aktivierung des Willens, zugleich mit Aktivierung der Willkürmuskulatur, reifere Verarbeitungsmechanismen. Die Achtsamkeit sensibilisiert des weiteren für erfolgreiche eigene Bewältigungsstrategien.

Die neuen Übungen erleichtern durch den mehrdimensionalen Zugang zur Entspannung (siehe S. 84) die Möglichkeit zum Auslösen der bei jedem Menschen natürlich vorhandenen Entspannungsreaktion („relaxation response"), die auf jede Streßreaktion folgen sollte, aber im Alltag unserer Zivilisation regelmäßig unterbunden wird und dadurch oftmals „verlernt„ wurde (**Unterbauch- und Beckenentspannung im Liegen** und **Atmung, Körpergefühle, innere Wahrnehmung**).

Zusätzlich wird zur Verstärkung des Entspannungseffektes ein angenehmer Ort (**Vom Fuß bis zum Gesicht – angenehmer Ort** und **Phantasiereise Insel**)

oder ein angenehmes Erlebnis (**Körperreise mit allen Sinnen – angenehmes Erlebnis**) innerlich vergegenwärtigt. Therapeutische Arbeit im eigentlichen Sinn wird in den Übungen (**Momente der besonderen inneren Fähigkeiten und Kräfte** und **Körperreise „Ort der Entspannung und Kraft"**) angestrebt, in denen ähnlich der „moments of excellence"-Technik aus dem Neurolinguistischen Programmieren Problemlösungs- und Zielfindungsarbeit geleistet werden soll.

Unsere neuesten Entwicklungen gehen noch weiter in diese Richtung. Die als Phantasiereise erlebte Begegnung mit dem „inneren Berater" soll Zugang zu unbewußten Schichten des Bewußtseins schaffen, um „Stimmigkeit" für bestimmte Entscheidungen auf dem eigenen Weg zu erarbeiten, bei denen man sich sonst üblicherweise intensiv den „Kopf zerbrechen", aber zu keiner Lösung kommen würde.

Eine ähnliche Übung mit dem Titel „Der innere Baumeister" soll helfen, sich mittelfristige Ziele zu setzen, Lebensträume zu erarbeiten und diese zu verwirklichen. Die Übung „Der innere Meister" soll die Frage nach dem tieferen Sinn und den Zielen hinter den Zielen klären helfen.

• **Der innere Berater**
Suchen Sie sich eine bequeme Liegeposition. Strecken und räkeln Sie sich nach Herzenslust durch.

Beugen Sie die Zehen, und strecken Sie die Füße ganz weit nach unten zum Boden, und drücken Sie die Vorderfüße und die Zehen in Richtung zum Boden. Spannen Sie die Wadenmuskeln fest an, halten (5-7 Sekunden) und loslassen.

Machen Sie eine kleine Pause und stellen Sie sich vor, Sie sind auf einer Südseeinsel. Wenn Sie möchten, können Sie sich vorstellen, daß Sie dort am Strand liegen, den warmen Sand genießen, sich von der Sonne angenehm bescheinen lassen oder im Schatten liegen und die herrlichen Farben des Meeres, das schöne Himmelblau und die bunten Blüten auf den Sträuchern und Bäumen um sich herum genießen. Vielleicht hören Sie noch bunte exotische Vögel mit ihren exotischen Stimmen und auch das leise Wellenrauschen.

Ziehen Sie die Füße jetzt kopfwärts, und strecken Sie die Beine, heben Sie die Beine vielleicht noch ein bißchen an (wenn Sie dadurch nicht die Lendenwirbelsäule belasten), so daß sich auch leicht die Bauchmuskeln anspannen, halten Sie die Spannung (5-7 Sekunden) und loslassen.

Stellen Sie sich jetzt vor, Sie würden, nachdem Sie sich lange ausgeruht haben, um eine kleine Landzunge herumlaufen oder auf einem Eingeborenenboot sich vom Wasser um diese Landzunge herumtragen lassen. Wenn Sie dort sind, stellen Sie fest, ob es dort noch andere Blüten gibt, andere Pflanzen, andere Vogelstimmen, weitere Farbnuancen in der Natur, und drücken Sie jetzt die Beine nach innen gegeneinander, und spannen Sie gleichzeitig die Gesäßmuskeln an, ganz fest und halten, noch halten und loslassen. Atmen Sie auch ganz bewußt aus, atmen Sie lang aus, lassen Sie den Ausatem aus sich herausfließen, und wenn Sie anschließend eine kleine Pause machen, kann es sein, daß die Einatembewegung ganz von selbst kommt, ohne daß Sie etwas dazu tun müssen. Stellen Sie sich jetzt vor, Sie würden irgendwo in der Nähe des Strandes eine kleine Palmenhütte sehen, vor der jemand auf der Veranda sitzt. Wenn Sie näher auf die Palmenhütte zugehen, können Sie erkennen, ob die Person ein Mann oder eine Frau ist, was sie anhat und wie ihre Gesichtszüge aussehen. Stellen Sie sich vor, Sie würden froh und erwartungsvoll immer näher gehen, während die Person vielleicht immer noch gedankenverloren in die Ferne blickt.

Beine nach innen gegeneinander drücken, sämtliche Beinmuskeln und jetzt auch die Gesäßmuskeln fest anspannen, halten und wieder loslassen.

Stellen Sie sich vor, daß Sie weiter auf die Palmenhütte zugehen. Stellen Sie sich vor, die Person, die dort sitzt, lädt Sie mit einer freundlich einladenden Handbewegung ein, neben ihr Platz zu nehmen und mit ihr ein wenig die schöne Natur anzusehen. Sie blicken zuerst wortlos zu zweit so wie zwei alte Bekannte, die sich lange nicht gesehen haben, hinaus bis zum Horizont und genießen die Farben des Meeres von türkis bis ganz dunkelblau, die Palmen links und rechts in Ihrem Gesichtsfeld und die glitzernden Reflexe, die die Sonne auf den sanften Wellen hinterläßt. Stellen Sie sich dann vor, daß Sie sich ganz geborgen fühlen, ganz zu Hause, so als wären Sie schon vor langer Zeit hier gewesen und jetzt wieder zurückgekehrt. Stellen Sie sich vor, daß Sie die Person zunächst ein wenig bewirtet, es steht da ein Korb mit verschiedenen exotischen Früchten in allen erdenklichen Farben. Wenn Sie möchten, nehmen Sie eine oder zwei. Ebenso können Sie, wenn Sie Durst haben, sich etwas aussuchen, und so, als wäre es Zauberei, bekommen Sie sofort ein Glas gereicht.

Legen Sie jetzt Ihre Hände von außen den Oberschenkeln an, und drücken Sie mit den Händen nach innen gegen die Oberschenkel, mit den Unterarmen und den Ellbogen gegen den Körper, den Oberarmen gegen den Körper, und spannen Sie ganz fest an, achten Sie dabei darauf, gerade zu sitzen, und schieben Sie auch den Hinterkopf weit nach hinten, anspannen und halten und

loslassen. **Wenn Sie möchten, können Sie noch ein wenig die Gesichtsmuskeln durchbewegen, ein paar Grimassen schneiden.**

Stellen Sie sich nun vor, daß die Person, die Sie besuchen, ein Geschenk für Sie bereit hat, vielleicht einen Kristall, vielleicht eine Muschel, vielleicht eine Koralle oder noch etwas ganz anderes. Stellen Sie sich schon vor, wo Sie sie aufbewahren werden.

Vielleicht möchten Sie jetzt ein paar Fragen stellen zu Dingen, die Sie bewegen und die für Sie jetzt gerade wichtig sind. Vielleicht steht eine Entscheidung an und Sie wissen noch nicht, was für Sie und vielleicht auch für andere das beste sein wird. Stellen Sie Ihre Fragen.

Bilden Sie mit der rechten Hand eine Faust. Umschließen Sie mit der linken Hand die Faust. Ziehen Sie die Schultern nach hinten und unten, drücken Sie beide Arme nach innen gegeneinander. Schieben Sie den Hinterkopf nach hinten und oben. Kneifen Sie die Augen fest zu, schieben Sie den Unterkiefer etwas nach vorne und spannen Sie die Muskulatur der Arme, der Schultern, des Nackens und im gesamten Gesicht an.

Vielleicht besteht die Antwort in einer konkreten Aussage, es kann aber auch sein, daß Sie einfach nur mit Geborgenheit getragen werden und angenehm umfangen werden, und Ihre Antwort innerlich von selbst entsteht.

Nachdem Sie so lange dort verweilt haben wie Sie möchten, und alles, was angenehm ist und Ihnen gut tut, genossen haben, verabschieden Sie sich langsam wieder und nehmen den Weg zurück zu dem Ort am Strand, von wo Sie hergekommen sind.

Nachdem Sie dort angekommen sind, ruhen Sie sich noch ein wenig aus und genießen Sie einfach in aller Ruhe und ganz für sich, was Sie dort am Strand wahrnehmen können, was Sie sehen, hören und spüren und vielleicht riechen oder auch schmecken.

Beginnen Sie dann allmählich, erst die Finger und die Zehen bewußt in Bewegung zu bringen, und dann Hände, Füße, Arme und Beine zu bewegen, zu strecken und zu räkeln wie nach einem langen, erholsamen Schlaf und schließlich auch das Gesicht durchzubewegen und den Nacken zu räkeln, bis Sie wieder wach und entspannt ins Hier und Jetzt zurückgekommen sind.

Bei den Übungen „Der innere Baumeister" und „Der innere Meister" wird mit der gleichen Grundstruktur und einem modifizierten Text gearbeitet. Die Übungen können im Sitzen und im Liegen ausgeführt werden.

Man kann die Übungen mit unterschiedlich vielen Muskelanspannungsphasen verbinden. Die in der Übungsanleitung genannten Muskelgruppen können miteinander kombiniert werden. Es können alle im Buch genannten Übungsfolgen der Progressiven Muskelentspanung angewandt werden.

4.7.8.2 PM und Meditation
Die Progressive Muskelentspannung hat nach Gröninger und Stade-Gröninger Parallelen und Gemeinsamkeiten mit vielen teilweise jahrtausendealten meditativen Praktiken und Selbstversenkungstechniken und ist somit wohl ein transkulturelles Phänomen, also ein gemeinsames Erbe der Menschheit. Auch durch die Progressive Muskelentspannung können, vor allem nach langer regelmäßiger Übungserfahrung, innere Zustände erreicht werden, wie sie beispielsweise bei fernöstlichen Meditationsübungen vorkommen. Dies ist besonders bei den neueren Übungsvarianten der Fall. Nach Gröninger und Stade-Gröninger kann man die Progressive Muskelentspannung auch in die spirituelle Übungspraxis miteinbeziehen.

In der *Spectrum-Übung* wird auf tibetische und ayurvedische Meditationsübungen bewußt Bezug genommen.

4.7.9 Passive Muskelentspannung, das IPEG-Verfahren im Wasser

Ähnlich wie das Vergegenwärtigungsverfahren arbeiten passive Muskelentspannungsverfahren ohne vorherige Anspannung der Muskeln. Ein aktiver Partner (Therapeut) bewegt den Körper des liegenden Partners. Ein Beispiel für dieses Vorgehen ist die nachfolgende Übung.

<u>Lifting</u>

Liegender Partner:
Liegen Sie locker auf der Unterlage, strecken Sie sich etwas, und räkeln Sie sich; lassen Sie Ihr Gewicht möglichst locker auf die Unterlage sinken, lassen Sie sich möglichst gut von der Unterlage tragen, atmen Sie tief aus, lassen Sie

die Ausatembewegung ganz lang werden, lassen Sie den Ausatem ganz aus sich heraussinken, lassen Sie dann eine kleine Pause entstehen, warten Sie ab, ob und wie stark der Einatemimpuls von selbst kommt. Versuchen Sie den Beckenboden möglichst locker zu lassen, so daß er sich auch mit kleineren Atembewegungen beim Einatmen nach unten wölbt und beim Ausatmen wieder nach oben zurückfedert.

Lassen Sie Ihren Körper immer mehr völlig locker und entspannt werden, während ein aktiver Partner Ihren rechten Arm am Handgelenk faßt und vorsichtig anzuheben beginnt.

Aktiver Partner:
Sitzen Sie seitlich an der rechten Seite des liegenden Partners (Sie können z.B. in der Hocke oder im Schneidersitz am Boden sitzen).

Fassen Sie den rechten Arm Ihres liegenden Partners vorsichtig und behutsam zunächst mit einer Hand am Handgelenk, und heben Sie den Unterarm an (maximal fast bis zur senkrechten Stellung). Lassen Sie ihn dann langsam und allmählich, fast unmerklich (im Zeitlupentempo) wieder auf die Unterlage zurücksinken.

Achten Sie immer darauf, ob der liegende Partner vielleicht gleich im weiteren Verlauf der jeweiligen Bewegung einen Widerstand aufbauen und dagegenspannen könnte, oder ob er die Bewegung durch eigene Muskelaktivität unterstützen wird (nach einiger Übung kann man dies recht gut erspüren). Bleiben Sie dann für einige Zeit in der jeweiligen Position. Machen Sie eine Pause bis der liegende Partner sich wieder vollständig entspannt hat und führen Sie dann die Bewegung weiter.

Fassen Sie zunächst mit der näher zum Fuß des Partners gelegenen Hand das Handgelenk, und heben Sie den Unterarm erneut behutsam an und legen ihn dann wieder ab.

Heben Sie nun abermals den Arm Ihres Partners mit der (kopfwärts gelegenen) Hand am Handgelenk an, umgreifen Sie die Handfläche und die Finger des liegenden Partners mit Ihrer anderen Hand, und unterstützen Sie die Hand Ihres liegenden Partners. Drehen Sie nach dem Anheben die Hand behutsam im Handgelenk in die verschiedenen möglichen Richtungen. Legen Sie den Unterarm dann wieder ganz behutsam und in sehr langsamem Tempo auf die Unterlage zurück.

Option: Heben Sie das Handgelenk mit der zum Fuß des Partners gelegenen Hand vom Boden ab. Umgreifen Sie von oben die Schultermuskulatur des liegenden Partners und streichen Sie [so als würden Sie Wasser aus nassem Ton herausstreichen] die Muskulatur zur Seite hin aus. Umgreifen Sie das Schultergelenk und bewegen die Haut und das Bindegewebe ein wenig hin und her. Führen Sie die Ausstreichbewegung der Muskulatur zum Oberarm hin weiter und umgreifen Sie dabei den Oberarm von unten, so daß Sie ihn ein wenig vom Boden abheben.

Unterstützen Sie nun den Arm im Bereich des Ellbogengelenks, fassen ihn mit der anderen Hand am Handgelenk und heben Sie den ganzen Arm behutsam vom Boden ab.

Führen Sie vorsichtige Bewegungen im Handgelenk, im Ellbogengelenk und im Schultergelenk des liegenden Partners in die verschiedenen möglichen Richtungen aus. Achten Sie dabei darauf, daß diese Bewegungen für den Liegenden möglichst angenehm sind. Gehen Sie langsam vor, und achten Sie darauf, daß die Atmung Ihres Partners tief und ruhig erfolgt. Setzen Sie mit der Bewegung bereits ab, wenn Sie erahnen, daß gleich eine Anspannung erfolgen könnte, falls Sie weiter fortfahren würden. Machen Sie kleine Pausen, in denen Sie die Stellung des hochgehobenen Armes beibehalten, oder unterbrechen Sie die Bewegungen, wenn Sie zwischenzeitliche Anspannungen oder Zucken einzelner Muskelgruppen bei Ihrem liegenden Partner wahrnehmen.

Lassen Sie den Arm des Partners unmerklich langsam, fast stufenlos wieder bis zur Unterlage sinken, und halten Sie den Handgelenksrücken anschließend noch einige Augenblicke fest.

Lassen Sie dem liegenden Partner noch einige Zeit, um für sich den Unterschied zwischen dem rechten und dem linken Arm zu erspüren.

Wenden Sie sich dann der anderen Seite zu.

Achten Sie darauf, daß der liegende Partner während der Übung zunehmend körperlich lockerläßt und sein Gewicht mehr und mehr an die Unterlage abgibt.

Anstelle der bei den meisten Menschen im Alltag auftretenden Schulter- oder Brustatmung tritt allmählich Bauchatmung auf.

Führen Sie die Übung in gleicher Weise wie auf der rechten Seite aus. Sitzen Sie in möglichst bequemer Sitzhaltung in der Nähe des Kopfes Ihres liegenden Partners.

Umgreifen Sie nun, am Kopfende des liegenden Partners sitzend, mit gestreckten Händen den Hinterkopf Ihres Partners, und heben Sie ihn ganz langsam und vorsichtig an. Drehen Sie den Kopf dann zunächst ein wenig nach links und dann nach rechts. Beugen Sie ihn später auch zur Schulter hin nach links und rechts. Gehen Sie bei diesen Bewegungen ganz behutsam und langsam vor. Achten Sie darauf, ob sich die Atmung des liegenden Partners eher vertieft, ob der liegende Partner weiterhin tief in den Bauch atmet, ob der Gesichtsausdruck entspannt ist und ob der liegende Partner auch sonst ruhig und wohlig entspannt wirkt. Legen Sie dann den Kopf behutsam wieder auf die Unterlage ab.

Beenden Sie die Übung, indem Sie zum Ende des Ausatmens die Hände vielleicht über die Dauer mehrerer Atemzüge vom Nacken des liegenden Partners lösen.

Option: Mit der Hand noch für ein paar Atemzüge oder einige Augenblicke das Handgelenk des liegenden Partners berühren, bevor Sie sich wieder ein wenig weiter von ihm wegsetzen und ihm noch ein wenig Zeit lassen, um zurückzukommen.

Der liegende Partner soll sich die Zeit nehmen, die er braucht, um zurückzukommen, und sich räkeln, strecken, dehnen und Bewegungen wie nach einem langen, erholsamen Schlaf ausführen, um wieder ganz aus der Übung zurückzukommen.

Das sogenannte **IPEG-Verfahren** ist ein im körperlichen und psychischen Bereich wirkendes passives Bewegungs- und Muskelentspannungsverfahren im Wasser. Es wurde nach dem Institut für Persönlichkeitsentwicklung und Gesundheitsbildung in Heidelberg benannt, wo es 1978 gegründet und seither weiterentwickelt wurde. Mit Hilfe des IPEG-Verfahrens können Erfahrungen von intensiven Entspannungszuständen schneller und effektiver als mit anderen Methoden vermittelt werden.

Der Klient wird beim IPEG-Entspannungsverfahren im Wasser liegend durch den Auftrieb des eigenen Körpers und zusätzlich durch Auftriebskörper (Schwimmärmel, Schwimmbretter usw.) oder durch die Hände des Behandlers getragen und stabil gehalten. Er wird aufgefordert, sich zu entspannen, sich auf das Ausatmen zu konzentrieren und sich mehr und mehr vom Wasser tragen zu lassen.

Durch sanfte Berührungen und vorsichtige Dehnungen z.B. des Nakkens und der Schultern wird der aktuelle Muskelspannungszustand besser erfahrbar gemacht. Der Behandler bewegt den Klienten sanft durchs Wasser, führt Traktionen (Zug an verschiedenen Körperstellen) und Dehnungen aus, hebt einzelne Körperteile aus dem Wasser und läßt sie anschließend wieder sanft vom Wasser tragen. So wird beispielsweise der Arm vorsichtig vom Handgelenk aus angehoben und anschließend wieder sanft ins Wasser zurückgesenkt, wo er vom Auftrieb des Körpers getragen wird. Der Behandler erlebt bewußt, ob der Klient, sei es auch durch nur leichte Anspannung seiner Muskeln, die vorgegebene Bewegung „unterstützt" oder ob eine eventuell noch vorhandene Grundanspannung der Muskulatur sich der Bewegung entgegensetzt.

Durch diesen Erfahrungsprozeß kommt es zu einer intensiven körperlichen Entspannung mit deutlicher Herabsetzung des gesamten Körpermuskeltonus (Grundspannung der Körpermuskulatur).

Anfangs ergeben sich lediglich Erfahrungsqualitäten, wie wenn man nach einem anstrengenden Tag ein heißes Bad nimmt. Mit zunehmender körperlicher Entspannung findet dann auch im psychischen Bereich ein intensiver Prozeß des Loslassens und des Innerlich-ruhig-Werdens statt.

Viele Klienten beschreiben den jetzt auftretenden Zustand als sehr intensiven Entspannungsprozeß, als einen Zustand der inneren Ruhe und Gelassenheit, als ein Schwerelos-Werden usw. Manche Klienten beschreiben einen Moment oder einen Ort der besonderen inneren

Ruhe und Kraft, des Innerlich-ruhig- und -stark-Seins. Sie entdecken nun erstmals nie gekannte intensive Entspannungszustände.

In einem späteren Stadium der Behandlung wird der Patient dann in der Ausatemphase unter Wasser gebracht, es werden delphinartige Bewegungen ausgeführt. Vom Therapeuten vorgegebene Grundmuster der Bewegung werden durch leichte spontane Bewegungsaktivitäten des Patienten verstärkt, abgewandelt und weiter verändert.

Diese Erfahrung eröffnet einen „Zugang zu tieferen Persönlichkeitsschichten" ... „die behandelten Patienten erzählten anschließend oft von Erinnerungen und Bildern aus ihrer Vergangenheit" (Fahrländer).

„Erfahrungen, bei denen eine Ausdehnung oder Erweiterung des Bewußtseins über die gewöhnlichen Ich-Grenzen und über die Grenzen von Zeit und Raum hinaus erfolgt", wie es Stanislav Grof beschreibt, oder „spontane Gipfelerlebnisse" (nach Abraham Maslow) werden von den Behandelten nicht selten beschrieben.

Es kommt zur „... fortschreitenden Entfaltung immer tieferer Schichten des Unbewußten ..." und zur Bewußtwerdung von „... Landkarten des Bewußtseins ..." (Stanislav Grof).

Die Behandlung selbst geht unter anderem auf wissenschaftliche Arbeiten von Dr. John C. Lilly zurück, der nach Forschungsarbeiten an Delphinen die psychotherapeutische Arbeit im Isolationstank begründet hat, bei der durch sensorische Deprivation (Augen geschlossen, Wasser und Luft haben Körpertemperatur und werden kaum noch wahrgenommen, die Ohren liegen im Wasser ...) die Wahrnehmung der Umgebung ausgeschaltet wird, so daß sich der Patient verstärkt nach innen konzentrieren kann. Lilly spricht vom „entdecken ... und sich zu eigen machen ... weiter innerer Erlebnisräume". John C. Lilly definierte diese Zustände als meditationsartig und mit starker Konzentration verbunden, traumartig.

Ideen, Gedankengut und Techniken aus der biodynamischen Therapie nach Gerda Boyesen, einer aus Norwegen stammenden Körperpsychotherapeutin, haben zur Weiterentwicklung des Verfahrens beigetragen. Ein Grundprinzip ihrer Arbeit besteht darin, ein Umfeld zu schaffen, in dem der Patient sich behütet fühlt und innerlich und körperlich loslassen kann.

Von Personen, die bereits mit anderen Entspannungsmethoden, z.B. auch mit der PM, Erfahrungen gemacht haben, wird das Erlebnis der

IPEG-Therapie als einzigartig und besonders intensiv entspannend beschrieben.

Die IPEG-Therapie soll eine Wiedervereinigung von Körper und Geist mit dem inneren Selbst ermöglichen.

Daß unsere Kultur nach C. Fahrländer ohnehin zur „Körperferne und Selbstentfremdung" neigt, erklärt vielleicht, warum diese mit dem Körper arbeitende Methode nach unserer Beobachtung an dieser Stelle Besonderes leisten kann.

5. Weiterentwicklungen des klassischen Verfahrens

Nach langjährigem Einsatz der Progressiven Muskelentspannung, besonders innerhalb der ersten Übungseinheiten verschiedener Gesundheitstrainingscurricula, haben wir uns entschlossen, im Vergleich zum klassischen, von Jacobson entwickelten Verfahren folgende Änderungen vorzunehmen:

- Durchführung der Übung im Liegen
- Beginn mit den Füßen, dann Üben mit der Unterschenkel-, Oberschenkelmuskulatur usw.
- Einbeziehen der Becken- und Gesäßmuskulatur als zusätzlicher Muskelgruppe zu den 16 Muskelgruppen des klassischen Übungsablaufs nach Jacobson (dadurch zusätzliche Intensivierung des Entspannungsprozesses)
- Vergleich der eigenen Wahrnehmung eines Körperteils nach Anspannung und Loslassen (gesamtes Bein, gesamter Arm) mit der Gegenseite
- anschließende Anspannung der Gegenseite und erneuter Vergleich
- Vergleich der inneren Wahrnehmung des gerade angespannten und jetzt entspannten Teils mit anderen Körperregionen
- vorwiegende Durchführung des PM-Trainings in der Gruppe; Betonung des Erfahrungsaustausches unter den Gruppenteilnehmern (verschiedene Erlebnisqualitäten beim Entspannungsprozeß: innere Bilder, Farben, Gedanken, Sätze, akustische Wahrnehmungen, Gefühl der Leichtigkeit, Schwere, Ruhe usw.), um jedem Teilnehmer das breite Spektrum von möglichen Wahrnehmungen zugänglich zu machen und ihn einzuladen, ähnliche Erlebnisebenen auch bei sich selbst zu entdecken. Der Austausch über neue Erfahrungen im Alltag bis hin zum Erleben, daß man sich dem Streß weniger ausgeliefert fühlt oder daß vom eigenen Umfeld eventuell erstaunliche persönliche Veränderungen beobachtet werden, ist oft sehr hilfreich für das Umsetzen des Gelernten im eigenen Alltag.
- Keine direkte Rückmeldung des Übenden über den Entspannungsprozeß (z.B. durch ein vom Übenden gegebenes Handzeichen), sondern Beobachtung durch den Therapeuten.

- Der Therapeut nimmt selbst aktiv am Training teil; durch seine angespannte Stimme bei Muskelanspannung und entspannte Stimme bei Lockerung entsteht eine zusätzliche Leitschiene, die das Training des Übenden unterstützen kann.
- Durch weitere Modifikation des klassischen Verfahrens und Hinzunahme zusätzlicher Übungen sind aus unserer Arbeitspraxis heraus mit der Zeit auch neue Übungsabläufe entstanden, die besonders für die Anwendung in vielfältigen Alltagssituationen geeignet sind. Durch diese Übungen ist es möglich, auch in belastenden Situationen des Alltags Entspannung zu finden. Die Übungen sind nach ersten Erfahrungen mit dem klassischen Verfahren problemlos zu erlernen.
- Neuere Übungsvarianten, die Erkenntnisse z.B. aus der Humanistischen Psychologie berücksichtigen, beinhalten neben dem körperlichen Entspannungszugang des klassischen Verfahrens nach Jacobson auch mentale Vorstellungen und Atemübungen oder Atemwahrnehmungsübungen. In den Pausen zwischen den Anspannungsphasen wird die Aufmerksamkeit der Übungsteilnehmer bewußt auf die verschiedenen Wahrnehmungsqualitäten gelenkt. Neueste Weiterentwicklungen beschäftigen sich mit der konkreten Bearbeitung von psychotherapeutischen und psychosomatischen Problemstellungen (z.B. Prüfungsstreß, Burn-out-Syndrom). In der konkreten Anwendung, z.B. bei der Behandlung von Krebspatienten, gibt es Ähnlichkeiten zum Vorgehen nach Simonton und Simonton (siehe Zeitschrift „Signal" 1992/3).
- Einsatz von Musik:
Manchmal können bei einigen Teilnehmern gewisse Schwierigkeiten auftreten, gedanklich abzuschalten und sich völlig auf die Übung einzulassen. Daher ist es zum Teil sinnvoll, die Übungen mit ausgewählter Musik zu begleiten. Besonders bewährt hat sich dabei – je nach angestrebtem Zweck – eine Kombination aus rhythmisch-melodischer Pop-Jazz-Musik (z.B. G. Benson, Crusaders), ruhiger melodiöser Jazzrock (z.B. Mezzoforte, James Newton Howard, Andy Narell), langsamer Soul oder Funky (z.B. Al Jarreau, Maze), meditativer (z.B. Peter Michael Hamel, Paul Horn) oder moderner Entspannungsmusik (z.B. Steven Halpern, Kitaro).

6. PM in der Gesundheitsbildung

Die beim Verein für Humanistische Psychologie in Heidelberg auf dem Gebiet der allgemeinen Gesundheitsprophylaxe und im Bereich des Gesundheitstrainings tätige interdisziplinäre Arbeitsgruppe griff das Jacobsonsche Muskelentspannungstraining schon als eine der ersten untersuchten Methoden auf, die später Eingang in die Patientenschulungscurricula zur Gesundheitsbildung fanden.

Insbesondere faszinierte hierbei vom Verfahren her, daß große Ähnlichkeiten mit isometrischen Krafttrainingseinheiten, wie sie in der Leichtathletik oder anderen Bereichen des Sports vorkommen, bestehen. Somit stand eine Methode zur Verfügung, die an den persönlichen Erfahrungsbereich breiter Bevölkerungsschichten anknüpfte und dadurch frei war vom anrüchigen Odem der neuen Psychotechniken.

Neben der Durchführung von Entspannungs- und Streßbewältigungsgruppen, die im eigenen Programm des Vereins sowie über andere Organisationen öffentlich bzw. über Schulen, die Universität oder Betriebe intern angeboten wurden, und in denen die Progressive Muskelrelaxation nach Jacobson nur einen beschränkten zeitlichen Rahmen einnahm, führten wir einige Gruppen durch, die thematisch ausschließlich dem Jacobsonschen Muskelentspannungstraining gewidmet waren.

Eine Gruppe von 25 Probanden, die sich bei einer Eingangsbefragung als psychisch stabil eingeschätzt hatte, erhielt die Übungsanleitungen und einige theoretische Hinweise in schriftlicher Form zum Selbststudium und traf sich erst nach Ablauf von vier Wochen, in denen nach den schriftlichen Anleitungen geübt worden war, als Gruppe (1. Gruppe 12 Teilnehmer, 2. Gruppe 13 Teilnehmer), um den von uns als wichtig erachteten Erfahrungsaustausch vorzunehmen.

Im Vergleich zu den der anderen Gruppe mit Anweisung durch den Therapeuten und direktem Gruppenprozeß zugelosten Probanden ergaben sich keine signifikanten Unterschiede in der Selbstschilderung des Angstniveaus und des assertiven Verhaltens sowie auch in den erwartungsgemäß eingetretenen Verbesserungen dieser Parameter nach Absolvierung dieser Gruppe. Auch die krankheitsbedingten Ausfallzeiten ließen sich bei einer Gruppe von Berufsschülern durch beide Vorgehensweisen im Vergleich zu einer Kontrollgruppe signifikant reduzieren.

In den Langzeitnachbeobachtungen eines Modellversuches im Landkreis Emmendingen/Baden stellten wir 1992-1996 bei den Teilnehmern eine signifikante Reduktion der Arbeitsunfähigkeitszahlen und eine Verbesserung des subjektiven Wohlbefindens fest.

Kurzübungsprogramme aus der Progressiven Muskelentspannung führten zur Intensivierung und Beschleunigung von Lern- und Persönlichkeitsentwicklungsprozessen bei leitenden Angestellten.

Diese Ergebnisse bestätigten uns in dem Bestreben, Prophylaxeschulungsprogramme für nicht psychotherapeutisch vorgebildete Gruppenleiter oder auch zum Selbststudium aufzustellen.

Neben dem weitgehend in seiner klassischen Form belassenen Muskelentspannungstraining von Edmund Jacobson verwenden wir heute vorwiegend eine abgewandelte Form, die im Liegen durchgeführt wird, sowie weitere neue, von uns erarbeitete Weiterentwicklungen des klassischen Muskelentspannungsverfahrens (siehe S. 121).

Diese Übungen fanden Eingang in die „ganzheitliche Rückenschule" die seit 1995 als Modellprojekt der Kassenärztlichen Vereinigungen Südbaden und Nordbaden durchgeführt wird und ebenso in die zugehörigen Rückenschulprogramme für den Kindergarten.

7. Konzeption eines Gruppenkurses in PM

Die hier dargestellte Konzeption für einen Gruppenkurs in Progressiver Muskelentspannung wird von uns in dieser Form für ambulante Gruppen seit etwa drei Jahren verwendet. Die ursprünglich von uns eingesetzte Form (siehe erste Auflage 1992) haben wir verändert und den in diesem Bereich stattgefundenen Veränderungen und dem rapide sich weiterentwickelnden Zeitgeist damit Rechnung getragen. Vieles, was seinerzeit breiten Bevölkerungsschichten nicht bekannt war, zählt heute bereits zum Allgemeingut. Die neuen Übungen aus Kapitel 7.7 wurden deshalb mithinzugenommen und können je nach Zusammensetzung der Gruppe zusätzlich zum klassischen Vorgehen in der beschriebenen Abfolge als Möglichkeit (Option) zur zusätzlichen Erfahrungsvertiefung eingesetzt werden. Es ist jedoch auch möglich, die erste Option erst zur zweiten oder dritten Sitzung oder noch später einzuführen. Auch die anderen Übungen können zu anderen Zeitpunkten als angegeben eingeführt werden. Die meisten Teilnehmer kommen sehr gut mit diesen neuen Übungen zurecht und erleben eine zusätzliche Vertiefung der Entspannung.

Patienten, die bereits Erfahrung mit anderen Entspannungsmethoden (z.B. Autogenem Training) gemacht haben, werden nach einer ersten Gewöhnungsphase mit der Progressiven Muskelentspannung ohnehin oftmals eine Vertiefung ihrer körperlichen und geistigen Entspannung erleben. Die Progressive Muskelentspannung arbeitet mit einem körperlichen Entspannungszugang. Bei den neueren Verfahren wird zusätzlich ein mentaler Entspannungszugang (wie beim Autogenen Training) sowie zusätzlich der Entspannungszugang über die Atmung genutzt. Aus diesem Grund können insbesondere mit den neuesten PM-Verfahren Übungsteilnehmer, die mit anderen Entspannungsmethoden nicht zurechtkommen, in kurzer Zeit tiefe Entspannungszustände erreichen. Zug um Zug lernen sie diese Dinge in ihren Alltag zu integrieren.

Die Progressive Muskelentspannung kann als sehr effektives Entspannungsverfahren zum Einstieg in weiterführende Hypnotherapieübungen, atemtherapeutische Behandlungen und Entspannungsverfahren sowie mentale Entspannungsübungen und Phantasiereisen genutzt werden. Der nachfolgend dargestellte Kursablauf vermittelt ein breites Erfahrungsspektrum, das als Voraussetzung für die genannten Verfahren hilfreich sein kann.

Die Kursteilnehmer sollten immer wieder aufgefordert werden, regelmäßig selbständig zu üben. Sie sollen möglichst bald in die Lage versetzt werden, ohne Anleitung von außen in kurzer Zeit einen tiefen Entspannungszustand zu erreichen. Neue Erfahrungsbereiche und Empfindungsqualitäten im körperlichen und im seelisch-geistigen Bereich können im Verlauf des Kurses erschlossen werden. Durch Integration dieser Erfahrungen in die Bereiche des täglichen Lebens erfolgt von selbst eine bessere Streßbewältigung und ein bewußteres, gesünderes Umgehen mit sich selbst und seinen Kräften innerhalb des vorgegebenen eigenen Umfeldes. An dieser Stelle finden auch von selbst ablaufende Schritte des Persönlichkeitswachstums statt, die zur bewußten Veränderung und Umgestaltung der eigenen Lebensumstände führen können.

Das nachfolgende Kurskonzept besteht aus zehn Sitzungen, die im ambulanten Bereich über eine Zeit von zehn Wochen stattfinden sollten. Eine Unterbrechung von mehr als einer Woche sowie eine Abkürzung auf acht Sitzungen ist zwar möglich, aus unserer Sicht jedoch nicht wünschenswert. Es sollte einerseits genügend Zeit vorhanden sein, um regelmäßig zu üben und den Entspannungseffekt zu stabilisieren, andererseits sollten die Übungsteilnehmer regelmäßig zusammenkommen, um durch verbalen Austausch ihren Erfahrungshorizont zu erweitern und sich gegenseitig zu bestärken und zu motivieren. Zusätzlich beinhaltet das von uns vorgelegte Kurskonzept die Möglichkeit zum Einblick in andere Entspannungsverfahren bzw. andere therapeutische Übungskonzepte.

Erste Sitzung:
Begrüßung, gegenseitige Vorstellung, Grundzüge der PM, Wichtigkeit der Rückführung aus der Entspannung, praktische Demonstrationen zum Entspannungsvorgang: Anspannen/Entspannen, Vergleich der internen Wahrnehmung des gerade entspannten Körperteils mit anderen Körperregionen, dadurch Wahrnehmungsvertiefung, Demonstration der Übung mit den klassischen 16 Muskelgruppen.
Option: Unterbauch- und Beckenentspannung im Liegen (17. Muskelgruppe)

Zweite Sitzung:
Erfahrungsberichte der Teilnehmer, körperliche Effekte der Entspannung usw., Demonstration der einzelnen Muskelgruppen für die PM mit 17 Muskelgruppen, Durchführung der PM für 17 Muskelgruppen.
Option: Unterbauch- und Beckenentspannung im Liegen

Dritte Sitzung:
Erfahrungsaustausch, Besprechung von Schwierigkeiten, Lösungsvorschläge, Hilfestellung, gemeinsame Übung für 17 Muskelgruppen (Vertiefung).
Option: Übung: Vom Fuß bis zum Gesicht – angenehmer Ort

Vierte Sitzung:
Erfahrungsaustausch, Zusammenfassung von verschiedenen Muskelgruppen zum PM-Verfahren für 7 Muskelgruppen, gemeinsame Durchführung der PM mit 7 Muskelgruppen.
Option: Körperreise mit allen Sinnen – angenehmes Erlebnis

Fünfte Sitzung:
Praktische Übung der PM für 7 Muskelgruppen, dabei Musikunterstützung. Erfahrungsaustausch, Probleme, Erfahrungen.
Option: Spectrum-Übung, Farberleben

Sechste Sitzung:
Erfahrungsaustausch, Demonstration der PM für 4 Muskelgruppen, Vorübung in der Gruppe, gemeinsame Durchführung der PM für 4 Muskelgruppen, Musikunterstützung, Erfahrungsaustausch.
Option: Atmung, Körpergefühl, innere Wahrnehmung

Siebte Sitzung:
Erfahrungsaustausch, praktische Übung der PM für 4 Muskelgruppen mit Musikunterstützung, bewußtes Farberleben, Mitsummen von Tönen.
Option: Momente der besonderen inneren Fähigkeiten und Kräfte

Achte Sitzung:
Erfahrungsaustausch, Vergegenwärtigungsverfahren, Darstellung des Prinzips, praktische Demonstration, gemeinsame Durchführung der Entspannung durch Vergegenwärtigung für 16 Muskelgruppen, Austausch in der Gruppe über körperliche Effekte, innere Bilder, mentale Veränderungen.

Option: Körperreise „Ort der Entspannung und der Kraft"

Neunte Sitzung:
Erfahrungsaustausch, Besprechung von Problemen und Schwierigkeiten, Lösungsvorschläge, evtl. weitere Vorschläge zur Vergegenwärtigungstechnik, Einführung der „Zähltechnik", gemeinsame praktische Durchführung der PM mit 7 Muskelgruppen mit Vergegenwärtigung und anschließend PM mit 16 Muskelgruppen, Vergegenwärtigungs- und Zähltechnik (dabei Musikunterstützung).
Option: Körperreise „Ort der Entspannung und der Kraft"

Zehnte Sitzung:
Erfahrungsaustausch, praktische Übung, Entspannung allein durch Vergegenwärtigung und Zähltechnik, teilgeleitete Phantasiereise mit oder ohne PM-Übung, z.B. „vom Fuß bis zum Gesicht, angenehmer Ort" oder geleitete Phantasiereise, z.B. „Phantasiereise Insel".

8. PM-Einzelarbeit

Die therapeutische Einzelarbeit mit dem Progressiven Muskelentspannungstraining wird sehr oft z.B. bei Angstsymptomatik im Rahmen einer Verhaltenstherapie durchgeführt. Inzwischen wird die Progressive Muskelentspannung von Therapeuten aus verschiedensten Richtungen während eines Therapieprozesses angewandt, wenn der Klient eine Verbesserung seiner Entspannungsfähigkeit oder auch seiner Fähigkeit, sich selbst und seinen Körper wahrzunehmen, erlernen soll. In der Einzelsitzung fehlt natürlich die Rückmeldung und der gegenseitige Erfahrungsaustausch, wie er in einer Gruppe üblicherweise stattfindet. Die breite Palette von Erfahrungsbereichen und Erlebnisqualitäten, die bei der Rückmeldung verschiedener Gruppenteilnehmer zusammengetragen werden, führen dazu, daß der einzelne bei sich selbst auch Wahrnehmungsebenen entdeckt und entwickelt, die er vorher nicht gekannt oder übersehen hat. Diese Lücke muß teilweise vom Therapeuten ausgefüllt werden, indem er auf die vielfältigen Wahrnehmungsmöglichkeiten hinweist und auch von seinen eigenen Erfahrungen mit der Progressiven Muskelentspannung berichtet.

In der Einzelsitzung ergibt sich jedoch andererseits der Vorteil, daß man das Tempo des Fortschreitens in den Übungen flexibler gestalten und dem beim Klienten stattfindenden Erfahrungsfortschritt anpassen kann. Der Therapeut kann sich voll und ganz auf die Beobachtung seines Klienten konzentrieren, und es bleibt genug Zeit, um die Rückmeldungen des Klienten nach der Übung zu besprechen.

Der Klient sollte dazu ermutigt werden, regelmäßig täglich selbständig zu üben. Bei der Vermittlung der Techniken für Fortgeschrittene sollte man in der Einzelarbeit eher langsamer fortschreiten als in der Gruppenarbeit.

Der Entspannungsprozeß sollte sowohl in der Therapiesitzung als auch beim selbständigen Üben zu Hause für den Klienten möglichst angenehm sein. In der Therapiesitzung sollte der Klient z.B. über den Abstand zum Therapeuten und seine Position im Raum bestimmen können.

Während der Sitzung kann der Therapeut das subjektive Wohlbefinden seines Patienten an dessen entspanntem und gelöstem Gesichtsausdruck und seiner lockeren und entspannten Körperhaltung sowie an einer ruhigen und regelmäßigen Atmung erkennen.

Auf das von Jacobson selbst vorgeschlagene Vorgehen, daß der Übende dem Therapeuten durch ein Zeichen (z.B. Heben eines Fingers) zurückmelden sollte, daß die Entspannung der betreffenden Muskelgruppe gelungen ist (und daß andernfalls die Übung nochmals wiederholt werden soll), kann deshalb in aller Regel verzichtet werden.

Nach einigen Sitzungen kommt es oftmals vor, daß der Klient nach mehreren Anspannungs- und Entspannungsphasen nicht mehr mit der Anspannung der nächsten Muskelgruppe weitermachen möchte, sondern lieber entspannt bleiben will.

Typische Rückmeldungen können sein:

„Es tut so gut, loszulassen", „es fühlt sich so wohlig locker an, ich will viel lieber entspannt bleiben, als jetzt wieder anzuspannen."

Dies kann als guter Übungsfortschritt gewertet werden. In diesen Fällen ist es z.B. auch möglich, auf weitere Anspannungsphasen zu verzichten und die Entspannungsübung in Form einer Phantasiereise (Naturszene, katathymes Bilderleben o.ä.) weiterzuführen.

Der Übende berichtet in der Regel schon nach wenigen Sitzungen, daß er sich im Alltag eher ruhig und gelassen und weniger verspannt und innerlich unruhig fühlt.

9. Körperliche Auswirkungen der PM

In den Entspannungsphasen zwischen den Phasen der maximalen muskulären Anspannung kommt es zu einer deutlichen Abnahme der muskulären Grundspannung im Vergleich zum Zustand vor Beginn der Übungen.

Die Abnahme der muskulären Grundspannung ist für den Übenden subjektiv deutlich spürbar. Für den Gruppenleiter, der den Entspannungsprozeß beobachtet, wird sich beim liegenden Übungsteilnehmer meist ein Außenrotieren der Oberschenkel in Form eines Nach-außen-Sinkens der Knie und der Füße einstellen. Die Hände öffnen sich etwas, und eine Streckung der Finger wird mehr und mehr erkennbar. Zusätzlich verlangsamt und vertieft sich die Atmung. In der Regel stellt sich bald entspannte Bauchatmung ein. Das Lockerwerden einzelner Muskelgruppen ist in manchen Fällen für den Beobachter deutlich erkennbar.

Die Gesichtszüge werden mit der Zeit weich und gelöst.

Blutdruck und Herzfrequenz sinken mit dem Verlauf der Übung.

Bei Hochdruckpatienten hält der Effekt auf den Blutdruck bei täglichem Üben auch auf längere Dauer gesehen an.

10. Ergebnisse und Ausblick

Bereits G.L. Paul konnte 1969 eine Reduktion von Herzfrequenz, Atemfrequenz und Blutdruck, die durch Progressive Muskelentspannung bedingt war, bei seinen Probanden feststellen.

Bei einer noch unveröffentlichten Langzeitbeobachtung einer Probandengruppe, die die Progressive Muskelentspannung im Rahmen des Vereins für Humanistische Psychologie in Heidelberg erlernt hatte, konnte bei einer Gruppe von 16 Hochdruckpatienten im Alter von 22-38 Jahren eine signifikante Reduktion des Blutdrucks um 30 mmHg systolisch und um 7 mmHg in Ruhe festgestellt werden.

Der Blutdruck wurde acht Wochen lang im Anschluß an den zuvor durchgeführten Entspannungskurs zweimal wöchentlich beobachtet. Um gleiche Bedingungen zu schaffen, mußten sich die Probanden vor der Blutdruckmessung jeweils zehn Minuten lang sitzend ausruhen. Alle nachbeobachteten Probanden hatten angegeben, daß sie regelmäßig weiter die erlernten Entspannungsübungen durchführen.

Die Progressive Muskelentspannung kann bei milder Hypertonie unter engmaschiger Kontrolle als alleiniges Therapieverfahren oder zusammen mit einem milden Hochdruckmittel versucht werden.

In einer statistischen Arbeit über die Erkrankungshäufigkeit bei Berufsschülern ergab sich nach Durchführung des Progressiven Muskelentspannungstrainings eine signifikante Reduktion der Krankheitstage im Vergleich zum Zustand zuvor und auch im Vergleich zu einer gleichaltrigen Kontrollgruppe.

Eigene Langzeitbeobachtungen bei Teilnehmern eines Modellversuches zur Gesundheitsbildung im Landkreis Emmendingen/Baden zeigten bei den Teilnehmern eine signifikante Reduktion der Arbeitsunfähigkeitsraten und eine Verbesserung des subjektiven Wohlbefindens. Lern- und Persönlichkeitsbildungsprozesse bei leitenden Angestellten wurden nachhaltig unterstützt.

Innerhalb eines Modellprojektes der Kassenärztlichen Vereinigungen Südbaden und Nordbaden zur „Ganzheitlichen Rückenschule", in denen die Progressive Muskelentspannung eine wichtige Rolle spielt, ergaben sich bei den Teilnehmern deutliche Verbesserungen der Arbeitsunfähigkeitsstatistik, des Gesundheitsverhaltens und der Rückenschmerzsituation im Vergleich zu den bisherigen Rückenschulkursen. Bei einem Kindergartenprojekt in einer ländlichen Gemeinde im Schwarzwald war die Progressive Muskelentspannung mit den Kindern gut durchführbar, und die Rückenschule bewirkte deutliche Verbesserungen in den Funktionsuntersuchungen nach eigenen Prüfparametern für Körperkoordination im Sport und den Untersuchungsmethoden nach Matthiaß.

Die Arbeitsgruppe um Gröninger und Gröninger-Stade sowie Grawe und Mitarbeiter haben in breitangelegten Literatursichtungen Nachweise gefunden für positive Effekte der Progressiven Muskelentspannung bei den klassischen Indikationen (Ängste, Phobien, Bluthochdruck, Kopfschmerz, Streß, Schlafstörungen usw.), neuen Einsatzbereichen des Verfahrens (Asthma, Leistungssport, Apoplex, Subarachnoidalblutung, Diabetes, Eßstörungen, Geburtsvorbereitung, Gerontologie, Tinnitus, Kommunikation und soziale Fertigkeiten, Krebs, Sprachstörungen, Sucht [Alkohol]) und auch bei Indikationsfeldern, die bisher als relativ oder absolut kontraindiziert galten (schwere Depression, Schizophrenie).

Progressive Muskelentspannung nach Jacobson ist ein ganzheitliches Entspannungsverfahren, das dem Übenden eine vertiefte Selbstwahrnehmung während der Übung ermöglicht, die sich zunehmend auch auf das Alltagsleben übertragen läßt. Der Übende wird aufmerksamer gegenüber körperlichen und emotionalen Verspannungszuständen und wird im Verlauf des Übungsprozesses mehr und mehr in die Lage versetzt, diese Verspannungszustände zu kontrollieren und aufzulösen. Verbesserte Wahrnehmung eigener innerer, organismischer Prozesse und Bedürfnisse geht einher mit einer Verbesserung der Fähigkeit zur Wahrnehmung des eigenen Umfeldes und zum konstruktiven Ausgleich zwischen eigenen Bedürfnissen und äußeren Notwendigkeiten. Dies „führt über eine gesunde Lebensführung hinaus zum allgemeinen Wohlbefinden" (Ottawa-Charta für Gesundheitsförderung der WHO).

11. Anhang Arbeitsblätter

- Merkblatt für Übungsgruppen in Progressiver Muskelentspannung
- Übungsanleitung zur Progressiven Muskelentspannung mit 17 Muskelgruppen
- Übungsanleitung zur Progressiven Muskelentspannung mit sieben Muskelgruppen
- Übungsanleitung zur Progressiven Muskelentspannung mit vier Muskelgruppen
- Übungsanleitung zur Progressiven Muskelentspannung im Verkehrsstau
- Übungsanleitung zur Progressiven Muskelentspannung bei Streß am Schreibtisch
- Übungsanleitung zur Progressiven Muskelentspannung in Sitzungen und Konferenzen

Die nachfolgenden kurzen Zusammenfassungen der Übungsanleitungen aus Kapitel 4 können den Teilnehmern eines Kurses zur Progressiven Muskelentspannung als Merkblatt für das Üben zu Hause mitgegeben werden.

Merkblatt für Übungsgruppen in Progressiver Muskelentspannung

Die „Progressive Muskelrelaxation" ist ein sehr effektives Entspannungsverfahren, das in den 30er Jahren von dem amerikanischen Psychologen Edmund Jacobson entwickelt wurde. Die verschiedenen Muskelgruppen des Körpers werden nacheinander (engl. „progressive" = fortschreitend von einer zur nächsten Muskelgruppe) maximal angespannt und wieder entspannt. Die Übungsteilnehmer lernen so zunächst, sich körperlich zu entspannen und dadurch auch zu einem innerlichen Ruhe- und Entspannungszustand zu kommen. Nach einiger Übung wird man in der Regel schon nach kurzer Zeit sensibler für die körperliche Anspannung und auch das innere Angespanntsein, die durch den alltäglichen Streß und die in unserer Zeit übliche Reizüberflutung verursacht werden. Insgesamt geht es schließlich darum, durch regelmäßiges Üben eine entspannte und gelassene innere Grundhaltung zu entwickeln, mit deren Hilfe man besser in die Lage versetzt wird, mit den vorgegebenen Streßfaktoren umzugehen.

Übungsanleitung zur Progressiven Muskelentspannung mit 17 Muskelgruppen

Nacheinander werden folgende einzelne Muskelgruppen jeweils für fünf bis sieben Sekunden maximal angespannt.

Es gibt verschiedene Körperhaltungen und entsprechende Möglichkeiten, die einzelnen Muskelgruppen anzuspannen. Probieren Sie aus, mit welcher Körperhaltung es bei Ihnen am besten geht.

Atmen Sie während der Anspannungsphase weiter oder atmen Sie aus und beginnen Sie dann mit der Anspannung. Halten Sie die Spannung jeweils für fünf bis sieben Sekunden und lassen Sie anschließend augenblicklich die Spannung los. Konzentrieren Sie sich für etwa 30 Sekunden auf die tiefe Entspannung, die sich ganz von selbst nach der Anspannungsphase einstellt.

Reihenfolge der Muskelgruppen:
1. Rechte Hand, rechter Unterarm
2. Rechter Oberarm
3. Linke Hand, linker Unterarm
4. Linker Oberarm
5. Stirn
6. Obere Wangenpartie, Nase
7. Untere Wangenpartie, Kiefer
8. Nacken und Hals
9. Brust, Schulter, Rücken
10. Bauchmuskulatur
11. Gesäß und Becken (werden beim klassischen Verfahren ausgelassen)
12. Rechter Oberschenkel
13. Rechter Unterschenkel
14. Rechter Fuß
15. Linker Oberschenkel
16. Linker Unterschenkel
17. Linker Fuß

Rücknahme: Intensives Dehnen, Räkeln und Strecken wie nach langem, erholsamen Schlaf.

Bei regelmäßigem Üben kann das Training bald abgekürzt werden, indem mehrere Muskelgruppen beim Üben zusammengefaßt werden. Man gelangt so schneller und einfacher zu einer tiefen Entspannung.

Übungsanleitung zur Progressiven Muskelentspannung mit sieben Muskelgruppen

1. Die Muskeln des rechten Armes (bei Linkshänder des linken Armes): Faust bilden; Arm im Ellbogen etwa 45° beugen und an den Körper herandrücken.
2. Muskulatur des anderen Armes.
3. Gesamte Gesichtsmuskulatur:
   Stirnrunzeln, gleichzeitig Augen zusammenkneifen, auf die Zähne beißen, Mund breitziehen und Nase rümpfen.
4. Nackenmuskulatur:
   Kinn leicht in Richtung zur Brust und Kopf etwas nach hinten und oben ziehen.
5. Schultern, Brustkorb und Bauchmuskeln:
   Schultern nach hinten und gleichzeitig etwas nach unten ziehen, Bauch und obere Rückenpartien hart werden lassen.
6. Gesamte Ober-, Unterschenkel- und Fußmuskulatur des rechten Beines (bei Linkshändern des linken Beines): Zehen maximal beugen, Spannung in Fuß- und Wadenmuskeln aufbauen, eventuell Fuß leicht nach innen drehen und mit der Fußsohle (oder der Außenkante der Fußsohle) und der Ferse nach unten drücken; zusätzlich Oberschenkelmuskulatur fest anspannen.
7. Muskulatur des anderen Beines.
   (Wenn Sie im Liegen üben: Zehen maximal beugen, Fuß eventuell leicht nach innen drehen und nach unten beugen, Oberschenkelmuskel durch maximale Kniestreckung anspannen.)

Rücknahme aus dieser Entspannungsübung wie beim klassischen Verfahren.

Übungsanleitung zur Progressiven Muskelentspannung mit vier Muskelgruppen

1. Muskulatur beider Hände, Unter- und Oberarme:
Arme im Ellbogen etwas anwinkeln, Fäuste bilden, Arme an den Körper herandrücken und Schultern etwas nach unten ziehen (verschiedene Armstellungen ausprobieren).
2. Gesamte Gesichts- und Nackenmuskulatur:
Kinn etwas in Richtung Brustbein, Kopf nach hinten und nach oben ziehen; Stirn runzeln, Augen zusammenkneifen, auf die Zähne beißen, Mund ganz breit werden lassen (evtl. Kopfstellung variieren).
3. Muskulatur des Brustkorbs, der Schultern und des gesamten Rückens und Bauches:
Schultern nach hinten und gleichzeitig etwas nach unten ziehen, Bauch und Rückenmuskulatur hart werden lassen.
4. Muskulatur beider Ober- und Unterschenkel sowie Muskulatur beider Füße:
Zehenmuskeln beugen und Spannung in Fuß- und Wadenmuskeln aufbauen, Füße eventuell etwas nach innen drehen und in den Boden hineindrücken, zusätzlich Oberschenkelmuskulatur anspannen.
(Im Liegen Füße nach unten von sich wegstrecken, Oberschenkelmuskulatur durch maximale Kniestreckung anspannen.)

Übungsanleitung zur Progressiven Muskelentspannung im Verkehrsstau

1. Im Sitz zurücklehnen; Schultern hochziehen, Arme im Ellbogengelenk beugen, bis die Finger die Schultern fast berühren; Fäuste ballen, Schultern und Armmuskulatur anspannen und tief einatmen.
2. Arme und Kopf nach hinten strecken und mit gespreizten Fingern am Wagendach abstützen; Körper nach unten in den Sitz drücken und gleichzeitig Schultern, Arm- und Rückenmuskulatur anspannen.
3. Von der Seite her mit beiden Händen das Steuerrad umgreifen (bei 3.00 Uhr und bei 9.00 Uhr), Finger spannen sich fest um das Steuerrad; Ellbogen leicht gebeugt nach seitlich abstehen lassen und

mit Armen und Schultern unter Anspannung der Brustmuskulatur starken Druck nach innen ausüben, Steuerrad „nach innen zusammendrücken".
4. Im Sitz strecken und räkeln.
5. Mit dem Hinterkopf Nackenstütze nach hinten und unten drücken, mit der gesamten Wirbelsäule einen Bogen bilden.
6. Rechte Hand zur Faust ballen, in Nabelhöhe nach links drücken und mit der linken Hand dagegenhalten.
7. Mit der linken Hand eine Faust bilden und in Nabelhöhe nach rechts drücken; mit der rechten Hand dagegenhalten.
8. Augen maximal zusammenkneifen, auf die Zähne beißen, Mund ganz breit werden lassen; Gesicht anschließend lockern, ausschütteln usw. (Lockerung evtl. vornübergebeugt ausführen!).
9. Gesäßmuskulatur maximal anspannen.
10. Zehen kopfwärts ziehen, Hacken nach unten auf die Fußmatten drücken.
11. Im Sitz räkeln, gähnen, dehnen.
12. Kopf maximal nach rechts drehen und Spannung entstehen lassen, anschließend maximal nach links drehen und Spannung entstehen lassen.

Nachspüren, ob bestimmte Muskelgruppen weitere Dehnung, Anspannung usw. benötigen.

Übungsanleitung zur Progressiven Muskelentspannung bei Streß am Schreibtisch

1. Zehen im Sitzen kopfwärts ziehen und Fersen kräftig zum Boden drücken, Waden und Oberschenkelmuskulatur anspannen.
2. Gesäßmuskulatur anspannen.
3. Beide Hände zu Fäusten ballen, neben der Sitzfläche nach unten strecken und maximal einwärts drehen.
(Schultern sind etwas nach hinten gezogen.) Muskulatur der Schultern, Hände und Arme anspannen.
4. Finger maximal spreizen, Handflächen nach außen drehen, Arme nach unten ziehen (Schultern sind leicht nach hinten gezogen).
5. Kinn etwas in Richtung Brustbein und Hinterkopf nach hinten und oben ziehen, Nacken anspannen.

6. Arme mit gespreizten Fingern seitlich vom Körper wegstrecken, Handflächen nach oben drehen (Daumen zeigen nach hinten), evtl. zusätzlich Grimassen schneiden.
7. Linken Arm hinter den Kopf zur rechten Schulter führen, mit dem Hinterkopf nach hinten und außen drücken und mit dem Arm dagegenhalten.
8. Gleiche Übung mit dem rechten Arm.
9. Mit geschlossenen Augen nachspüren; wenn erforderlich, weitere Dehnungen und Streckbewegungen ausführen.
10. Dehnen, räkeln, Fäuste ballen und Finger spreizen, ähnlich wie beim morgendlichen Aufstehen.

Probieren Sie diesen Übungsablauf mehrfach aus und modifizieren Sie ihn dann, indem Sie einzelne Übungsteile wiederholen, andere vielleicht weglassen und dafür neue hinzunehmen, bis Sie eine Übungsform gefunden haben, die Ihren Bedürfnissen und Ihrer persönlichen Situation am besten gerecht wird.

Übungsanleitung zur Progressiven Muskelentspannung in Sitzungen und Konferenzen

Sitzungen, Konferenzen, Vorträge und andere Situationen, die mit intensiver innerer Anspannung und der Notwendigkeit zu längerfristiger maximaler Konzentration verbunden sind, führen oftmals zu körperlicher Anspannung. Meist hat man nicht die Gelegenheit, sich zu strecken, zu dehnen oder ganz einfach nur „abzuschalten". Auch Langeweile während eines Vortrags kann zu innerer und dementsprechend auch zu körperlicher Anspannung führen.

1. Auf dem Stuhl oder Sessel weit nach hinten rücken und sich gerade aufrichten, Kinn Richtung Brustbein und Hinterkopf nach oben und etwas nach hinten ziehen; gleichzeitig Schultern unmerklich nach hinten ziehen und Schulter- und Nackenmuskulatur sowie Muskulatur im Bereich des Brustkorbes anspannen. (Bei Gähnen tief einatmen und Muskelspannung halten, bis der Impuls zum Gähnen verschwunden ist.)
2. Rechten Arm seitlich am Körper anlegen, Oberschenkel von außen her umgreifen und Arm an den Körper herandrücken, gleichzeitig

Schulter etwas nach hinten ziehen. (Wenn möglich, rechte Hand während der Anspannung zur Faust ballen.)
3. Gleiche Übung mit linkem Arm.
4. Füße geschlossen auf den Boden stellen: Knie etwa 90° gebeugt halten. Rechtes Bein fest in den Boden drücken, Oberkörper etwas nach vorn lehnen, gleichzeitig Zehen maximal beugen. (Wenn möglich, zusätzlich mit einem oder beiden Armen auf dem Knie abstützen und Spannung in Armen, Schultern und im Oberkörperbereich aufbauen. *Alternativ* hierzu das linke Bein gegen das rechte drücken.)
5. Durchführung der Übung mit dem linken Bein.
6. Anspannung der Gesäßmuskulatur (langsam und für das Umfeld unauffällig).
7. Schultern nach hinten und nach unten ziehen, Spannung im Schulter-, Oberarm- und Brustbereich aufbauen (bei Gähnen maximal einatmen und ein wenig die Luft anhalten, bis der Impuls verschwindet).
8. Vorsichtiges Dehnen und Strecken weiterer Muskelgruppen je nach Bedarf.

12. Zum IPEG-Instrumentarium

Der jetzt erstmals in unserer deutschen Gesundheitsgesetzgebung (SGB V) verankerte Auftrag an die Sozialversicherungsträger zur Gesundheitsprophylaxe hatte zunächst vor allem zu Informations- und Vortragskampagnen der verschiedenen Institutionen im Gesundheitswesen geführt. Inzwischen wurde erkannt, daß man dem Auftrag der Gesetzesnovelle nicht nur durch Informationsvermittlung gerecht werden kann.

Im Vordergrund muß vielmehr die Vermittlung von Erfahrungen stehen. Eine Gesundheitsbildung im Sinne der Persönlichkeitsentwicklung ist gefordert. Da das Gesundheitswesen bisher vornehmlich in Richtung auf Kuration von Krankheiten hin orientiert war, fehlten eine breitgefächerte wissenschaftliche Tradition sowie praxistaugliche Handlungskonzepte zur Gesundheitsvorsorge. Konglomerate aus Fitneßtraining, Frühsport und Konditionstraining, welche von manchen Stellen versucht wurden, erwiesen sich als wenig attraktiv für die angesprochenen Bevölkerungsgruppen sowie vom wissenschaftlichen Anspruch her als eher fragwürdig.

Eine im Verein für Humanistische Psychologie in Heidelberg tätige Arbeitsgruppe, bestehend aus Medizinern, Psychologen, Pädagogen und anderen im Gesundheitswesen Tätigen, begann bereits 1978 aus der Beschäftigung mit innovativen Psychotherapieformen eine ganzheitliche Gesundheitsbildung durch Persönlichkeitsentwicklung, also „Wege zur ganzheitlichen Gesundheit" zu postulieren und entsprechende, nicht problembezogene, also der sogenannten kleinen Psychotherapie zugehörigen Instrumentarien zu erstellen, wissenschaftlich zu untersuchen und weiterzuentwickeln. Aus dieser Arbeit entstand das Institut für Persönlichkeitsentwicklung und Gesundheitsbildung und das IPEG-Instrumentarium zur Gesundheitsprophylaxe.

Neben klassischen Verfahren aus der sogenannten „kleinen Psychotherapie", wie der Progressiven Muskelentspannung, wurden hier das Gedankengut und Übungselemente aus der fernöstlichen Bewegungskultur sowie des Zen, aus der Körperpsychotherapie, der Gestalttherapie, anderen neuen Psychotherapieverfahren, der Atemtherapie, der Sporttherapie und der Musiktherapie herangezogen. Die während der verschiedenen Gesundheitsprojekte durchgeführten Studien wiesen eine gute Akzeptanz bei breiteren Bevölkerungsschichten sowie eine signifikante Relevanz für Gesundheitsbildung und Persönlichkeitsentwicklung bei den Teilnehmern nach.

Neben einer breiten Palette von Gesundheitsbildungscurricula für die allgemeine Bevölkerung, die auch die in diesem Buch vorgestellten Weiterentwicklungen des Progressiven Muskelentspannungstrainings beinhalten, wurden Weiterbildungskonzepte für verschiedene Berufsgruppen aus dem Bereich des Gesundheitswesens hierzu erstellt und meist in Seminarform durchgeführt.

Neben gezielten Lehrerfortbildungen zur Entspannung und Streßbewältigung sind Ergebnisse und Gedankengut auch in den Modellstudiengang zur Gesundheitspädagogik eingeflossen, der von der VHS-Heidelberg und dem Institut für Weiterbildung an der PH in Heidelberg bereits mehrfach durchgeführt wurde.

Neben vielen ambulanten Gesundheitskursen (z.B. auch innerhalb eines Modellprojektes im Landkreis Emmendingen 1992), bei denen das IPEG-Instrumentarium heute eingesetzt wird, wird nach Novellierung der Gesundheitsgesetze erstmals das IPEG-Instrumentarium seit 1989 auch bei stationären Patienten erfolgreich eingesetzt.

Literatur

Amler, W., Knörzer, W.: Bewegungspausen - für Schule, Beruf und Alltag. Karl F. Haug Verlag, Heidelberg 1994.
Berkling, J., Krasemann, E.O.: Beeinflußt Gesundheitswissen das Verhalten? Öff. Gesundh.-Wes. 52 (1990) 580-584.
Bernstein, D.A., Borkovec, T.D.: Entspannungs-Training. Handbuch der progressiven Muskelentspannung. Verlag J. Pfeiffer, München 1987.
Bock-Möbius, I.: Qigong - Meditation in Bewegung. Karl F. Haug Verlag, Heidelberg 1994.
Donat, K., Weidemann, H., Krasemann, E.O.: Gesundheitswissen schützt vor Krankheit nicht. Warum Aufklärung oft wirkungslos verhallt. Deutsche Arbeitsgemeinschaft für kardiologische Prävention und Rehabilitation e.V., Waldkirch 1994.
Echelmeyer, L., Zimmer, D.: Intensiv-Entspannungstraining (auf Jacobson-Basis). Deutsche Gesellschaft für Verhaltenstherapie e.V., Tübingen/ Münster 1977.
Egerding, C., Knörzer, W., Krüger-Egerding, D.: Neurolinguistisches Programmieren, Suggestopädie und Entspannung. Seminarordner, Verein für Humanistische Psychologie, Heidelberg 1990.
Fahrländer, C.: Körperferne und Selbstentfremdung - Wurzeln und Bedeutung ganzheitlicher Körpertherapie am Beispiel von Entspannungsmethoden im Wasser. Zulassungsarbeit an der Akademie Waldenburg 1992.
Grawe, K., Donati, R., Bernauer, F.: Psychotherapie im Wandel. Von der Konfession zur Profession, 2. Auflage, Hofgrefe, Göttingen 1994.

Gröninger, S., Stade-Gröninger, J.: Progressive Relaxation, Indikation, Anwendung, Forschung, Honorierung. Pfeiffer Verlag, München 1996.
Grof, S.: Topographie des Unbewußten. Klett-Cotta 1979.
Heynen, S.: Evaluation eines Modellprojektes zur Gesundheitsbildung im Landkreis Emmendingen. Psych. Diplomarbeit an der Universität Freiburg im Breisgau 4/93. Betreuer: Prof. Jürgen Bengel.
Knörzer, W. (Hrsg.) Ganzheitliche Gesundheitsbildung in Theorie und Praxis. Karl F. Haug Verlag, Heidelberg 1994.
Knörzer, W., Olschewski, A.: Entspannung - Streßbewältigung, Vertiefungsseminar I. Seminarordner, Verein für Humanistische Psychologie, Heidelberg 1987.
Knörzer, W., Olschewski, A., Schley, M.: Gesundheitssport, Seminarordner, Verein für Humanistische Psychologie, Heidelberg 1983.
Knörzer, W., Olschewski, A., Schley, M.: Entspannung im körpererfahrungsorientierten Sport. Meyer und Meyer 1992.
Lilly, J.C.: Das Zentrum des Zyklons. Fischer TB 1970.
Olschewski, A.: Atementspannung, Abbau emotionaler und körperlicher Anspannung, Atemtherapie. Karl F. Haug Verlag, Heidelberg 1995.
Olschewski, A.: Autogenes Training heute (Arbeitstitel). Karl F. Haug Verlag, Heidelberg 1996.
Olschewski, A.: Progressive Muskelentspannung. Erfahrungsheilkunde 4/91, 273-283.
Olschewski, A.: Körperreise mit allen Sinnen. Mit Rheuma leben 4/92, 12-13, Signal 4/92, 16-17, Herz und Gesundheit 2/93, 6-7.
Olschewski, A.: Praxis der Rückenschule, ein ganzheitliches Kursprogramm. Karl F. Haug Verlag, Heidelberg 1996.
Olschewski, A.: Progressive Muskelentspannung, von Kopf bis Fuß entspannt. UGB-Forum, UGB-Verlag 1993.
Olschewski, A.: Vom Fuß bis zum Gesicht. Mit Rheuma leben 1/93, 20-21, Signal 1/93, 18-19, Herz und Gesundheit 3/93, 4-5.
Olschewski, A.: Streß bewältigen, ein ganzheitliches Kursprogramm. Karl F. Haug Verlag, Heidelberg 1995.
Olschewski, A.: Sich vom Wasser tragen lassen. Mit Rheuma leben 4/93, 6-8.
Olschewski, A., Knörzer, W.: Entspannung - Streßbewältigung, Vertiefungsseminar II. Seminarordner, Verein für Humanistische Psychologie, Heidelberg 1987.
Olschewski, A., Knörzer, W.: Entspannung - Streßbewältigung. Seminarordner, Verein für Humanistische Psychologie, Heidelberg 1986.
Paul, G.L., Trimble, R.W.: Recorded v.s. „life" relaxation training and hypnotic suggestion: Comparative effectiveness for reducing physiological arousal and inhibiting stress response. Behaviour Research and Therapy 1970, I, 285-302.
Weiss, H., Olschewski, A., Knörzer, W., Reinhardt, A., Schley, M., Krüger-Egerding, D.: Kommunikationstraining und Gruppendynamik - Entspannung. Seminarordner, Akademie für Gesundheitsförderung, Ärztekammer Stuttgart und Verein für Humanistische Psychologie/IPEG-Institut, Heidelberg 1989.

Vita

Dr. med. Adalbert Olschewski, geb. 1952 in Hanau/Hessen, Medizinstudium in Bochum, Mainz, Klinikum Mannheim und Universität Heidelberg.

Bereits während des Studiums Psychotherapieausbildung und Mitarbeit in der free clinic Heidelberg. Auslandsaufenthalte und Ausbildungen in verschiedenen Verfahren der humanistischen Psychologie, Aufenthalte bei Graf Dürckheim in Todtmoos-Rütte, internistische Facharztausbildung und Psychotherapieausbildung in Heidelberg und am Klinikum Mannheim, Mitarbeiter des Vereins für Humanistische Psychologie und des IPEG-Institutes in Heidelberg, Zusatzausbildungen, Auslandsaufenthalte, wissenschaftliche Veröffentlichungen und Mitarbeit bei Modellprojekten im Bereich innovative Psychotherapie, humanistische Psychologie und Gesundheitsbildung, Mitglied im Lehrkollegium für psychotherapeutische Medizin München, langjährige Tätigkeit als Chefarzt einer psychotherapeutisch orientierten internistischen Vorsorge- und Rehaklinik, seit 1996 eigene Praxis als Facharzt für Innere Medizin und Psychotherapeutische Medizin, Medizinischer Leiter der Heidelberger Akademie für Gesundheitsbildung, Kooperationspartner von lean life management Heidelberg.

Wo Sie Progressive Muskelentspannung lernen können:

Wenn Sie die Progressive Muskelentspannung erlernen wollen, können Sie sich an Ihre lokale Ärztekammer oder Kassenärztliche Vereinigung wenden. Sie können dort erfahren, wer für dieses Verfahren zugelassen ist. In vielen Volkshochschulen werden ebenfalls Kurse durchgeführt.

Wenn Sie Übungsleiter in der Progressiven Muskelentspannung werden möchten, wenden Sie sich bitte an die
Heidelberger Akademie für Gesundheitsbildung
Dr. W. Knörzer
Bergheimer Str. 76
69115 Heidelberg
Tel.: 06221/911919, Fax: 06221/165133
oder an den
Ärztlichen Arbeitskreis für Progressive Relaxation
Barerstr. 50/II
80799 München
Tel.: 089/2800836, Fax: 089/2800994

Ebenso können Sie sich an beide Stellen wenden, um eine Auskunft über Therapeuten zu bekommen.